これから始める
シンプルヨーガ

日本ヨーガ瞑想協会会長　綿本 彰　監修
師範　吉岡瑛子　著

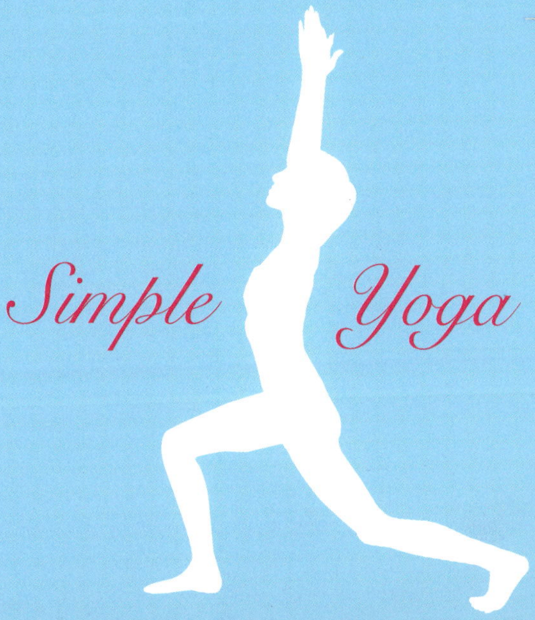

Contents

Staff Credit

装丁＆本文デザイン　門川純子／ダグハウス
本文撮影　大久保惠造／studio MERCADO
本文＆ DVD モデル　朋子／ヴィタールモデルズ
DVD モデル　村上真理子
本文＆ DVD ヘア＆メイク　村上まどか
DVD 制作　シーアップ
編集協力　リュクス
衣裳協力　suria ／スリア銀座店
http://www.suria.jp
DANSKIN ／ゴールドウイン
http://www.goldwin.co.jp/danskin
Chacott ／チャコット
http://www.chacott-jp.com

本書の Level の見方

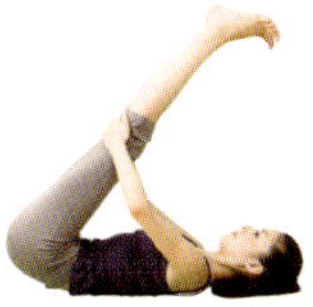

Level 1

ヨーガがはじめての人や
からだの硬い人も
安心してできます。

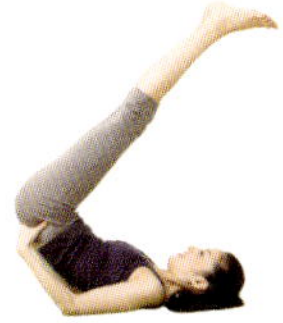

Level 2

無理なくできるなら Level2 へ。
ポーズによっては
ここで完成のかたちになります。

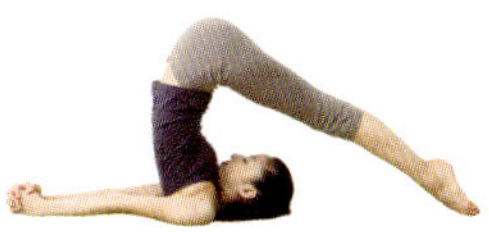

Level 3

Level3 まで設定してあるのは
やや難しいポーズ。
無理はしないように。

DVDの使い方

プログラムの再生中に
リモコンの「メニュー」ボタンを押すと…

▼

メインメニュー画面に切り替わります

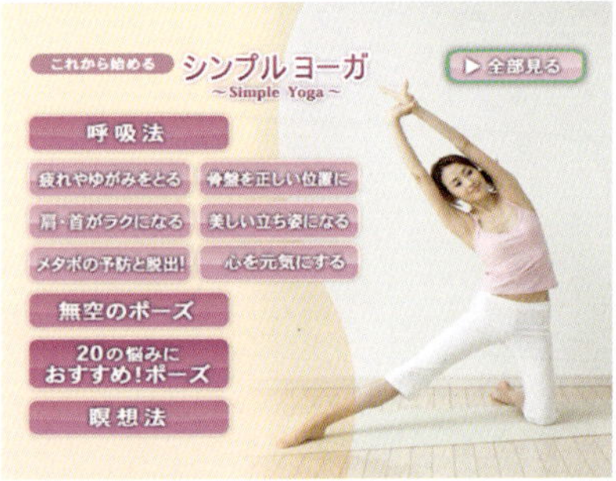

リモコンの▲▼◀▶などのボタンで見たい項目を選び、
「決定」ボタンを押します
（機種によっては「再生」「ENTER」ボタンなど）

▼

選んだポーズの映像がスタートします

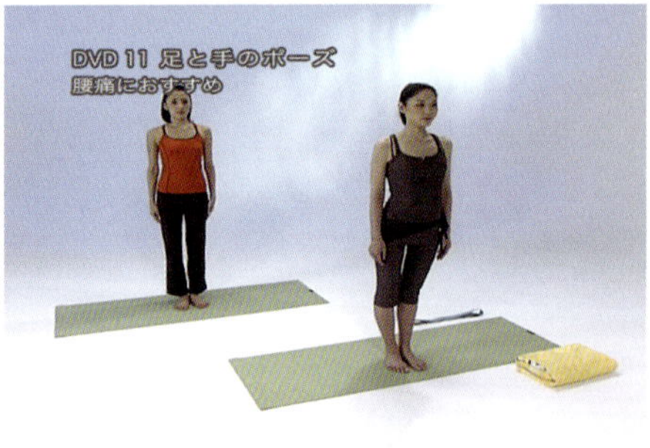

メニューから選ぶポーズでは◀▶ボタンは使えません。

DVDを再生装置にセットします

▼

映像がスタートします

▼

注意事項、オープニング映像、
書名などが映し出されます

▼

ヨーガのプログラム映像が
スタートします

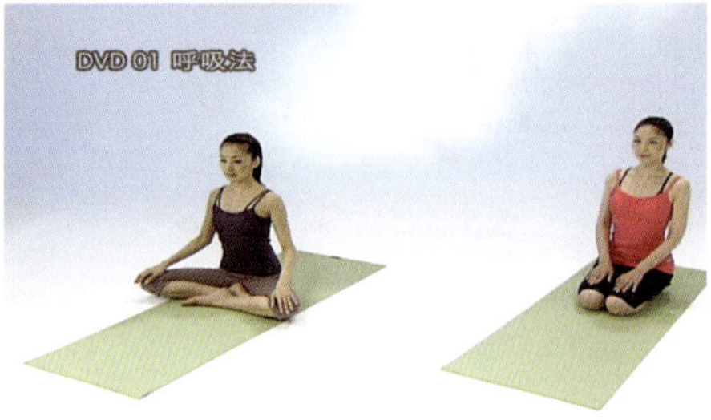

リモコンの◀▶ボタンで次のDVDNo.の映像へと
スキップすることができます。

ヨーガのプログラムが映し出されている間に
リモコンの「メニュー」ボタンを押すと、
メニュー画面に切り替えることができます。

<使用上のご注意>

●DVDビデオは、映像と音声を高密度に記録したディスクです。ご使用になる際は、DVDビデオ対応プレーヤーで再生してください。一部のプレーヤーでは作動不良を起こす場合がありますので、その際はメーカーまでお問い合わせください。※詳しくは、ご使用になるプレーヤーおよびモニター（テレビやパソコンなど）の取扱説明書をご参照ください。

<取扱上のご注意>

●ディスクは両面とも、指紋、汚れ、傷などをつけないように取扱ってください。また、ディスクに大きな負担がかかると、データの読み取りに支障をきたす場合もありますのでご注意ください。
●ディスクが汚れたときは、メガネ拭きのようなやわらかい布を軽く水で湿らせ、内側から外側に向かって放射線状に軽く拭き取ってください。レコード用クリーナーや溶剤などは使用しないでください。
●ディスクは両面とも、鉛筆、ボールペン、油性ペンなどで文字や絵を書いたり、シールなどを貼付しないでください。
●ひび割れや変形、または接着剤で補修されたディスクは危険ですから、絶対に使用しないでください。また、静電気防止剤やスプレーなどの使用は、ひび割れの原因となることがあります。

<保管上のご注意>

●使用後は必ずプレーヤーから取り出し、専用ケースなどに収めて保管してください。
●直射日光の当たる場所や、高温、多湿の場所には保管しないでください。

<健康上のご注意>

●部屋を明るくし、画面より離れてご覧ください。
●長時間続けてのご視聴を避け、適度に休憩をとってください。

<お断り>

●DVDにはライブのレッスンをそのまま収録してあります。そのため多少声が聞き取りにくい場合がありますが、あらかじめご了承ください。
●このディスクは、家庭内での私的鑑賞にのみご使用ください。本DVDビデオおよびパッケージは著作権上の保護を受けております。ディスクに収録されているものの一部でも、権利者に無断で複製・改変・転売・放送・インターネットによる配信・上映・レンタル（有償、無償問わず）することは法律で固く禁じられています。

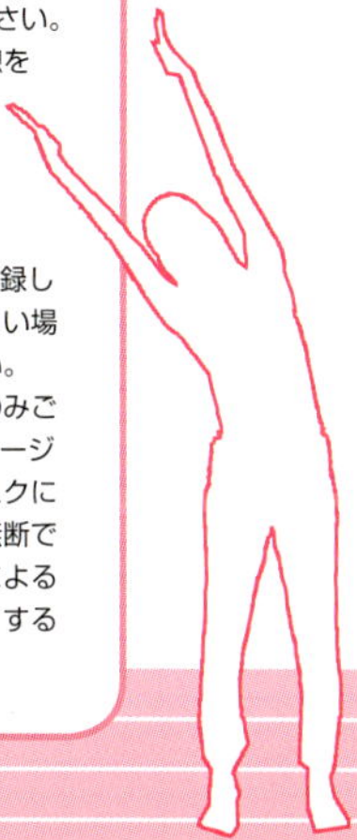

「20の悩みにおすすめ！ポーズ」を選んだとき

▼

サブメニュー画面に切り替わります

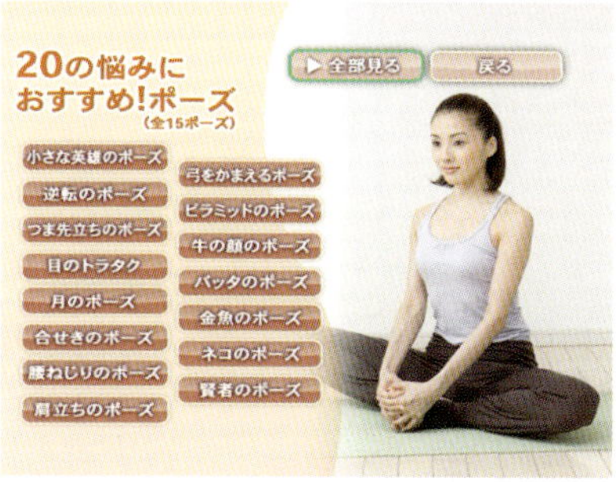

▼

リモコンの▲▼◀▶などのボタンで見たい項目を選び、「決定」ボタンを押します

▼

選んだポーズの映像がスタートします

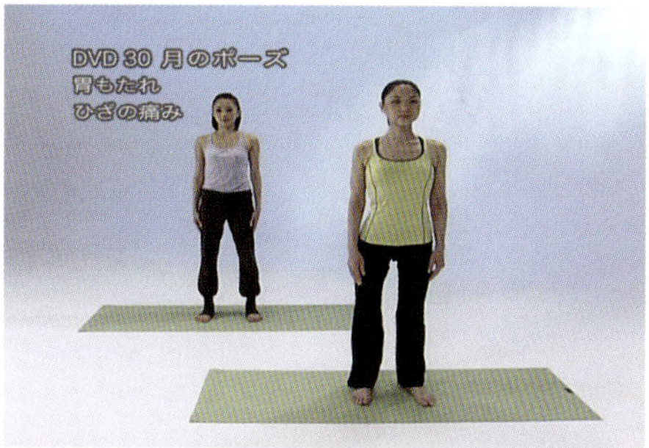

▼

メインメニュー画面に戻るときは、サブメニュー画面の「戻る」ボタンを押します

ヨーガって、どんなもの？

ヨーガで見つける本当の自分

欧米のセレブやハリウッド女優をはじめとして、世界中でブームを巻き起こしているヨーガ。その語源は「結びつける」という意味をもつサンスクリット語（古代インド語）の「ユジュ」です。日々、悩みやいら立ちにより揺れ動く心を統御し、一点に結びつける。

つまり、姿勢を正して呼吸を調え、意識の集中を極限まで深めた状態において、本当の自分を見つけ出そうとすることこそがヨーガの根幹なのです。一説には、ヨーガは約５０００年の歴史を持つと言われています。これはインダス文明の遺跡から発見された、ヨーガの坐法を組むとみられる人物像を刻んだ印章が、ヨーガの神シヴァ神の一形態ではないかと考えられたことに由来します。

紀元前１５００年頃、アーリア人はユーラシア中央部からインダス川流域やイランへと大移動しました。一部の人々はインドに侵入し、先住民であるドラヴィダ人の征服を開始。祭祀を中心とした宗教ヴェーダ（インドで編纂された宗教文書）を篤く信仰するアーリア人の影響で、自然神を崇拝するこの思想が広まりました。ヴェーダ関連の文献には「家畜を鋤につなぐ」という意味で「ヨーガ」という表現が用いられています。ヴェーダの起源が紀元前の１０００年から５００年頃といわれていることから、ヨーガの歴史は２５００年ぐらいではないかとの説も生まれました。

祭祀を通して火や雷といった自然現象に由来する神々と一体化しようとするヴェーダの基本思想から、やがて自己の存在理由を問う哲学的な考え方が登場。本当の自己とは、本来の生き方とは、という新しい価値観を探求する動きが高まり、多くの人々に支持されるようになりました。

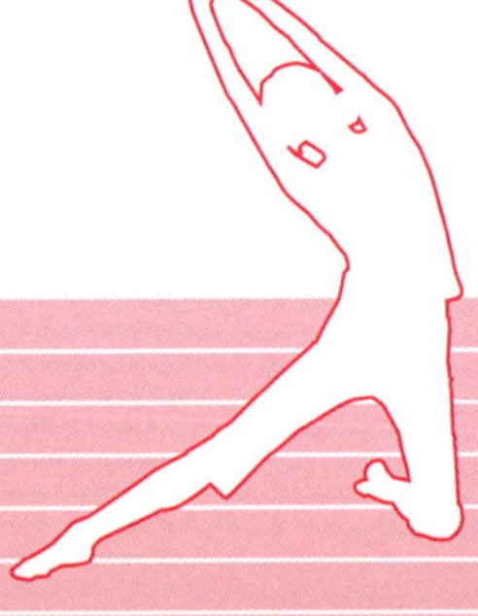

瞑想でおおらかな、安らいだ気持ちに

この動きの中心人物の一人がゴータマ・シッダールタ（シャカ）だったのです。シャカはインドの哲学を深く追求し、誰もが避けて通ることのできない生老病死の四苦とどう向き合い、それを乗り越えるためにどうすべきか、その答えを「瞑想」によって得ようと、わかりやすく説きました。

ヨーガの哲学において、瞑想とは「心の働きを止めること」。心の働きがなくなったとき、そこには本当の自分である純粋な「意識」だけが残ると伝えています。

ヨーガの究極の目的は、この意識を実感することにより、自と他を区別しない広々とした心を持ち、この世のあらゆる事物は平等で、自分と同じぐらい大切であると考え、全てを大らかに受け入れることのできる境地を得て、日常生活の中でこれを実現することだといえます。

自分の存在は宇宙という大きな枠組みの中で、それを構成している一要素なのだということ、宇宙全体が深くつながりあった中で生かされているのだということに気づくことで、全てのものごとと調和し、安らいだ気持ちで充実した生を送ることができるのです。

ヨーガは心を統一する方法として明確に表現され、歴史の流れの中でさまざまな動きを吸収しながら展開してきました。有名なものとしては、智慧のヨーガ「ジュニャーナ・ヨーガ」、無私無執着の行いを通して自分を高めようとする「カルマ・ヨーガ」、絶対神への献身「バクティ・ヨーガ」、身体全体を調える「ハタ・ヨーガ」、瞑想による心統一をする「ラージャ・ヨーガ」など。そのほかにも数多く今に形を残しています。

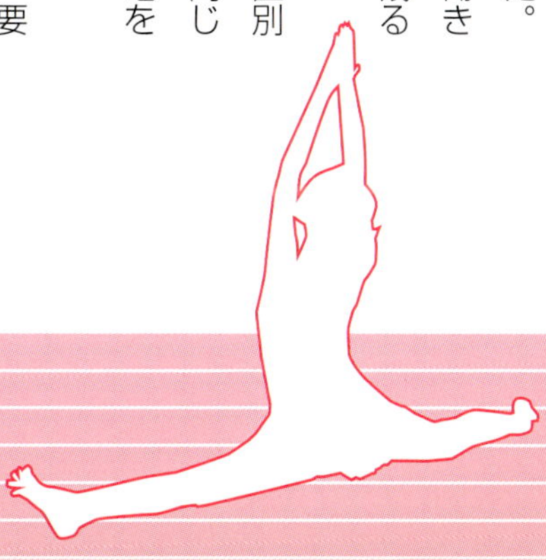

ヨーガの効果とは？

心とからだの健康をサポートするヨーガ

一口にヨーガと言っても、現在行なわれているその内容はさまざま。セレブやハリウッドスターがシェイプアップのために行っている筋トレ系のヨーガのほか、スポーツクラブで教えるようなフィットネス系のヨーガ、瞑想的なヨーガなど、いろいろなタイプがあります。今回本書で紹介するヨーガは、からだ、呼吸、心を調えて、本来の自分を取り戻そうとする、精神性を大切にしたヨーガです。

ヨーガの特長として挙げられるのが、単にスタイルをよくする、筋肉をほぐすなどの身体面だけでなく、精神面にも働きかけ、メンタルのコンディションも調えてくれること。ヨーガのポーズを行うことで、実際にどのような効果を期待できるのかを紹介しましょう。

★メンタル効果

結びつけるという意味を持つ「ヨーガ」の言葉どおり、心を一つのことに集中させ、揺れ動く心を静かに保ちます。意識を集中させると、外部から入ってくる情報による心の動きがおさまり、いわゆるストレスを回避できるようになるのです。また、ポーズを行うことでからだ全体の血行が促進され、筋肉がほぐれ、心までゆったりしてきます。

同時に、ゆっくりと呼吸することで自律神経の働きが調います。特に呼気は副交感神経の働きを優位にさせ、安らいだ気持ちを生み出します。瞑想では、集中の深まりによってストレスを感じている自分を解き放ち、全てを受け入れる穏やかな心が得られるでしょう。

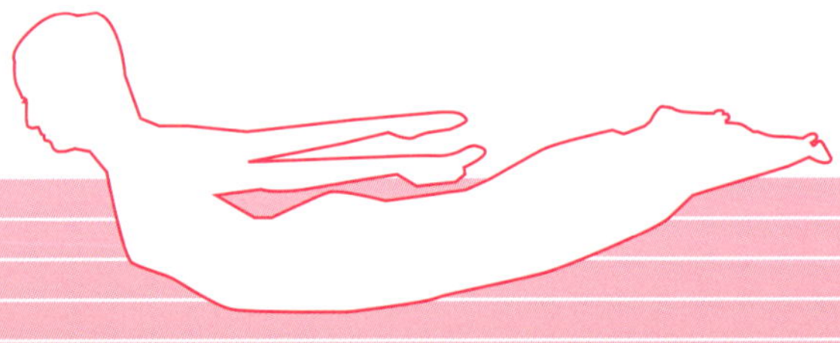

★健康面への効果

ヨーガのポーズでは、日常生活ではあまり使われない筋肉を使うこともあります。縮んだ筋肉を伸ばし緊張をほぐすことで、血行のよい柔軟な筋肉が育つのです。ポーズによっては、強靭な筋肉を育てることもできます。さまざまな動きの中で内臓へのマッサージ効果も加わり、結果としてからだの内側の本来の働きがよみがえり、エネルギーが高まります。

★美容面への効果

からだをくまなく動かすことで、普段あまり刺激していない部分にも働きかけて代謝を促進。たまった体脂肪を燃焼させ、引き締まったからだを手に入れることができます。全身の血行がよくなり、体内組織が活性化するので見た目も若々しくチェンジ。お腹、太ももなど気になる部分も、集中的に刺激するポーズを行えば引き締めることができます。

★能力面への効果

コンディションが調ってくると、ささいなことが気にならなくなり、あらゆる物事を肯定し、積極的に取り組むことができるようになります。また、すべてがつながり合ってこの世界が存在することへの理解が深まると、人に対して思いやりや感謝の念を抱くようになり、人間関係もより円滑なものへと変わっていきます。集中力も高まり、適応力、判断力、対応力も増してきます。

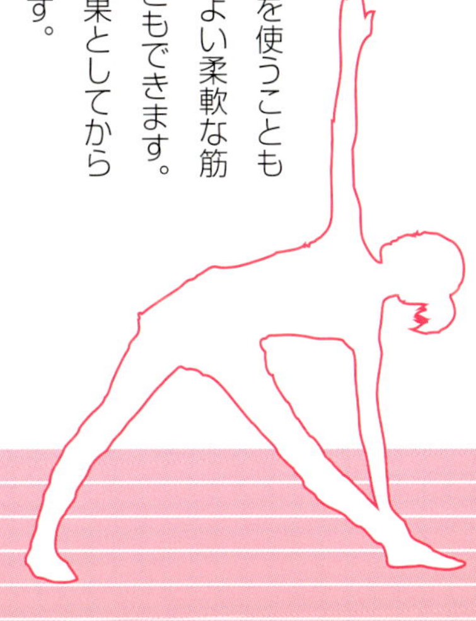

ヨーガはかんたん？

自分のペースで行うのが一番

そもそもヨーガの目的は完璧なポーズをとることではなく、そのテクニックを使って美しく健康な心とからだを作ること。ですから、できないポーズがあるからといって諦めてしまったり、インストラクターやモデルのようにかっこよくポーズがとれないと悲観することはありません。

身体が硬い、筋力がない、というときはまず、本書の各ポーズの「Level 1」で完成をめざしてみましょう。

★動作と呼吸の一体化

ヨーガのポーズは、呼吸を深めるために行われるもの。呼吸はポーズの動きを助けるためにある、ともいわれています。呼吸とからだの動きは常に一つ。シンクロしているものなのです。一般に人は呼吸をする際、息を吐ききる瞬間に下腹を引き締めています。引き締める力をゆるめると、自然に息を吸うことになります。吸うときには胸が広がり、背筋が伸び、吸いきるときに少し力を使います。そして、その力をゆるめると息が吐き出され、背骨が少しずつゆるみ、胸部がせばまってくるのです。

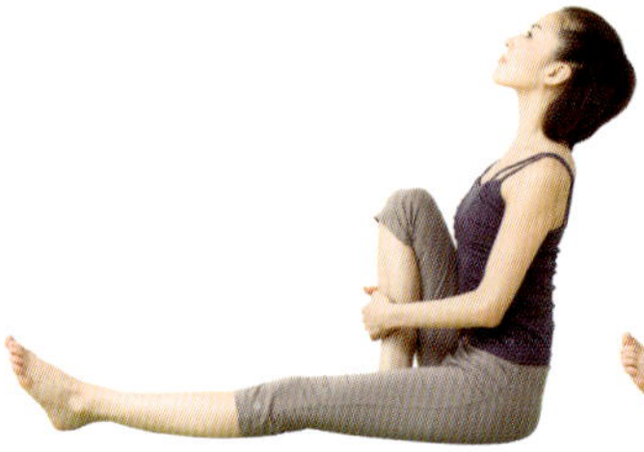

背筋を伸ばすときは、吸うのが自然

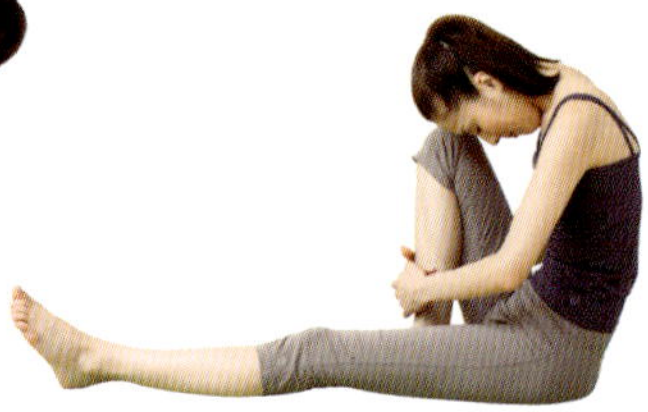

背中を丸めるときは、吐くのが自然

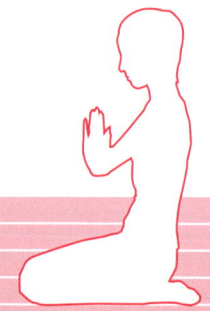

★ゆっくり動く

　ポーズと呼吸との連動は、自分の内側から湧き起こる呼吸のリズムに乗せて行うのが理想的。できる範囲内でゆっくりと行うことで、からだの状態を感じとることができ、無理な動きでからだに余計な負担をかけなくてすむのです。また、ゆっくり動く中でからだの内部に心を向け、集中を深めることもできます。

　ヨーガでは、動き回る心を一点に結びつけることがとても大切です。ゆっくりした動きとは、非日常的な動き。つまり、意識が働いている中での動きです。ですから、ただ単にのろのろと動作するのではなく、動作の一つ一つに意識を傾け「集中」することこそが、ヨーガの重要な技法であり、出発点であると言えます。

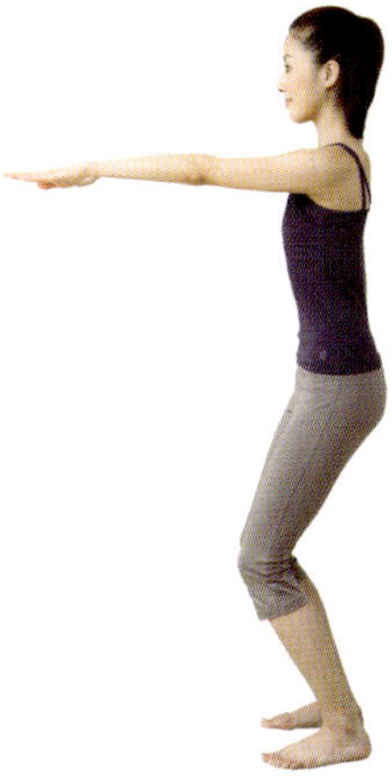

両手をグルグル回さず、ゆっくりと

★痛い手前でキープ

　ヨーガを行うときはからだと対話しながら、どこまでやるか、どこで止めるかを見極めたいもの。からだは、ほどよい刺激を受けると活性化しますが、無理に動かすと筋肉を痛めてしまいます。逆に、刺激が足りないと十分な効果を得ることができません。「呼吸と共に動く」「反動をつけない」「自分なりの完成ポーズで静止する」「身体の内部に意識を集中させる」の４点を念頭におきつつ実践していきましょう。

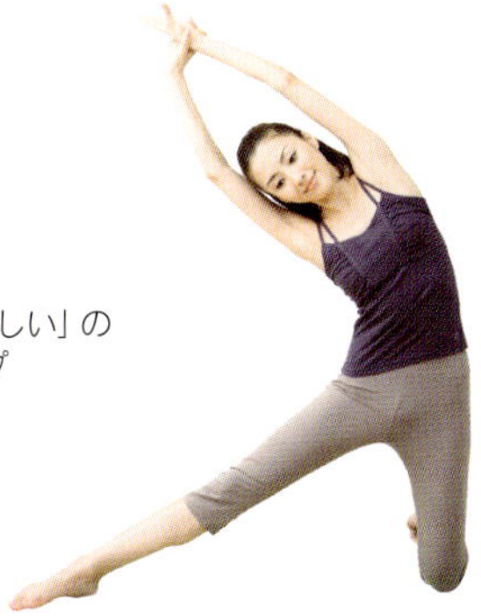

「痛い」「苦しい」の手前でキープ

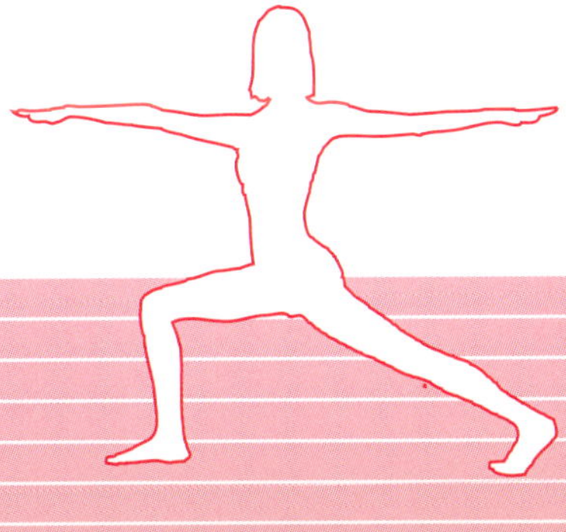

ポーズがうまくできないときは？

個人差があるのは、むしろ自然

からだの悩みは十人十色。その理由の一つとして、個人が持つもともとの体格、骨格の差や、生活習慣の違いが考えられます。日常的にからだを動かしている人と、オフィス・ワークが多くて運動不足の人とでは体力レベルも異なるもの。隣の人がすぐにポーズをマスターできたからといって、焦る必要はありません。その日の体調や心の状態によっても、同じポーズができたりできなかったりすることもあります。自分の体力や柔軟性などを考えながらヨーガに取り組みましょう。

Q. からだが硬い人でもできる？

A. はい。硬くても、大丈夫。ヨーガを続けていくうちに、確実に柔軟性は高まります。硬い人の方が短期間で効果を実感できるというメリットだってあるんですよ。実践するときは、事前に準備運動をていねいに行い、各部位の筋肉をしっかり温めることが大切です。血行がよくなっている入浴後に、ストレッチ系のポーズを行うのもおすすめです。

Q. 筋力がない場合は？

A. ヨーガで大切なのは、きれいなポーズをとることではなく、心やからだと対話しながら、できる範囲でポーズをつくり、気持ちよく呼吸を行うこと。つまり、アスリートやボディビルダーのような筋力がなくても、十分に実践できるのです。自分のからだを知り、無理をせずにヨーガを続けていれば、必要な筋力は自然と備わっていくはずです。

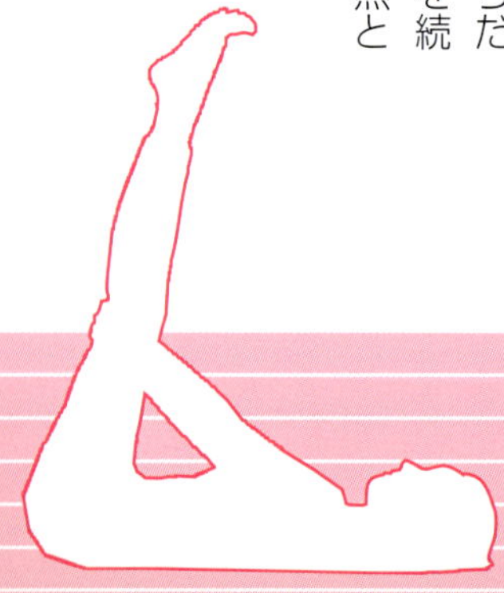

Q. 痛みを伴うときは？

A. ポーズをとろうとすると激痛が走る、ケガの後遺症でできないポーズがある、などの場合は、時間をかけて控えめにポーズを試してみましょう。それでも痛みを伴う場合は専門家に相談するか、そのポーズをやらずに「無空のポーズ」で一休みするようにしてください。

腰痛やひざの痛みなど個別の症状がある場合は、無理のない範囲で、本書で紹介しているおすすめのポーズを試してみましょう。硬直した筋肉にフレッシュな血液を送り込み、痛みの原因となる部分を改善してくれます。

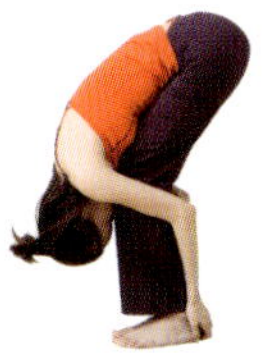

腰痛
足と手のポーズ（P50）

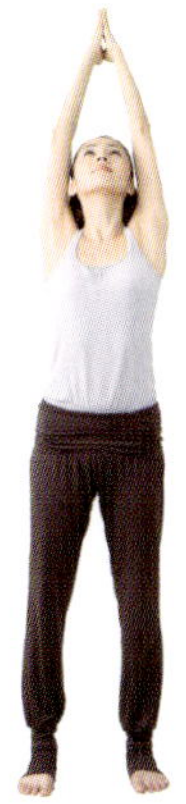

ひざの痛み
月のポーズ（P85）

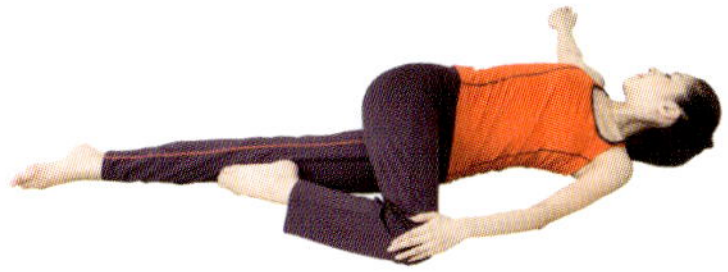

腰痛
プチワニのポーズ（P51）

Q. バランスがうまくとれないときは？

A. 健康的な生活を送っている人でも、必ずといっていいほど、からだはゆがんでいます。片足立ちをしようとするとぐらつき、倒れそうになったりするのは、真っ直ぐに立っているつもりでもからだのどこかが曲がっているため。ポーズを行うときは、自分のからだが左右不対称であることを認識したうえで、次のことを実践してみましょう。

まずは目線を定め、目印になる一点だけを見つめます。ポーズを行いながらお腹を引き締めるように意識し、そこを重点としてバランスをとるようにします。うまくいかなくても焦るのは禁物。リラックスした気分でゆったりとポーズを行ってください。

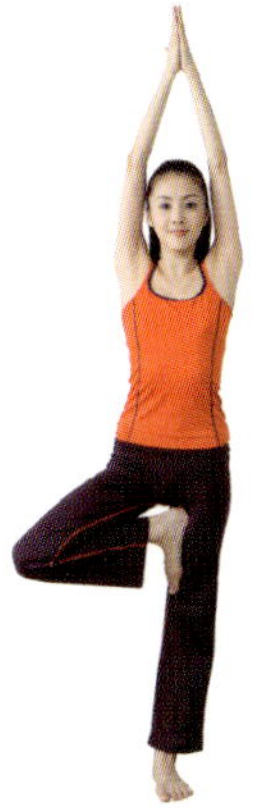

目線を一点に定める

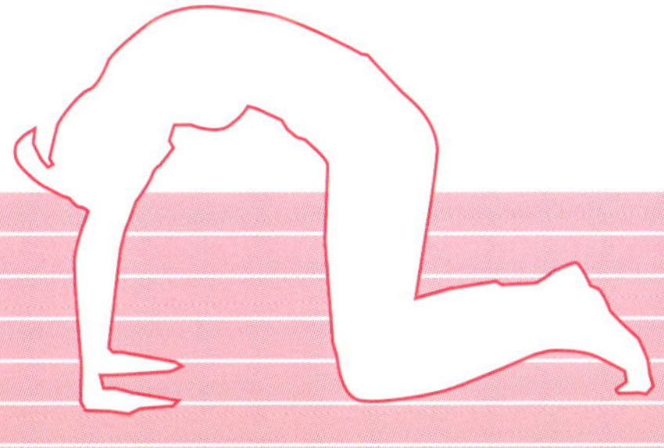

プログラムを始める前に

ポーズのとりかたと呼吸

準備運動からスタート

ヨーガでは、日常的にはあまり使わない筋肉も刺激します。自分のからだの柔軟度がわからないうちは、無理にポーズを行おうとして首や腰などを痛めてしまうことがあります。ケガを防ぐためにも、準備運動で身体を温めてからヨーガを始めましょう。

呼吸を止めないで

ポーズを行っている間は息を止めないようにしましょう。一つ一つの動作に合わせて鼻で呼吸し、完成ポーズで静止しているときも呼吸を続けます。ポーズの最中に無意識に息を止めていたり、呼吸が乱れたりしているようならば、それはからだからのSOSのサイン。無理せず、楽にできるポーズに調整してください。ゆったりと深く呼吸しながら、スムーズに身体を動かせるようになるにつれ、難しかったポーズも徐々にできるようになっていきます。

動作はいつもゆっくり

ポーズは完成形に向かうときも、元に戻るときも、ゆっくりした動きが原則です。からだの各部の動作を意識的にゆっくり行うことで、筋肉や腱を十分に伸ばし収縮させることができます。決して弾みをつけず、筋肉や腱の伸びや、からだがリラックスしていく様子を感じながら、時間をかけて一つ一つの動作をていねいに行いましょう。

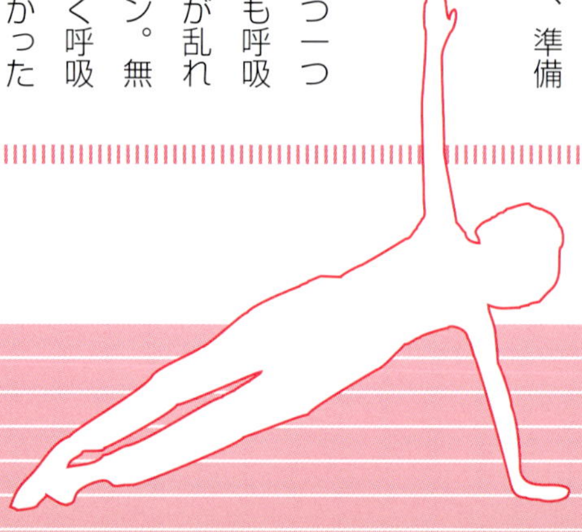

痛くなる前にストップ

からだに過度の負荷をかけるのはＮＧです。伸ばしたり、ねじったりなどの動作を行うときは、痛みを感じる手前で止めるようにしましょう。限界の一歩手前で動きを止め、余分な力を抜くようにすると、筋肉の緊張がほどけて各部がさらによく伸びるのが感じられます。無理をしないで続けていくうちに、からだはだんだん柔らかくなっていきます。なお、ポーズは、左右のどちらからはじめてもかまいませんが、片側を行ったら、必ず反対側も行いましょう。

場所

ふさわしい場所は？

ヨーガはからだを伸ばせるスペース（畳一畳程度）があれば、どこでも始められます。自宅でもできるし屋外でもＯＫ。意識を集中させることが大切なので、落ち着いた気分で過ごせる、自分にとってベストな空間を選びましょう。室内で行う場合、床は凹凸のないカーペットや畳などが適しています。フローリングの場合はすべりやすいので、ヨーガマットかバスタオルを敷くといいでしょう。

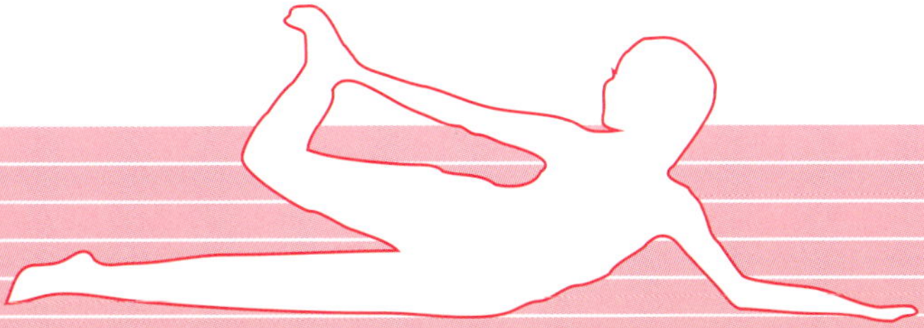

服装

動きやすければOK

からだを締めつけたり、ポーズの妨げになったりしなければ、どんなスタイルでも大丈夫。おすすめのウェアはスウェットやジャージ、Tシャツやタンクトップとスパッツなど、伸縮性があってからだを自由に動かせるもの。各スポーツメーカーからお洒落なヨーガウェアも販売されているので、そちらを着用してもかまいません。足もとは、冷えが気になる場合以外は素足がベター。時計やアクセサリーははずしましょう。

時間

ベストな時間帯は？

ヨーガのポーズに最も理想的な時間帯は、朝。寝起きのからだはかたくて代謝が悪いので、できる範囲内でポーズを行って、血液の循環をよくしてあげましょう。

1ポーズでもやってみると、身も心もシャキッとして爽快な気分で一日をスタートできます。ただし、時間がないのに義務感にかられてやったり、無理に早起きして行ったりする必要はありません。ライフスタイルに合わせて、余裕のある時間にどうぞ。

夜なら、就寝前がおすすめです。眠りの悩みに効果的な「金魚のポーズ（P100）」などを行うと、寝つきがよくなり、心地よく眠れるでしょう。

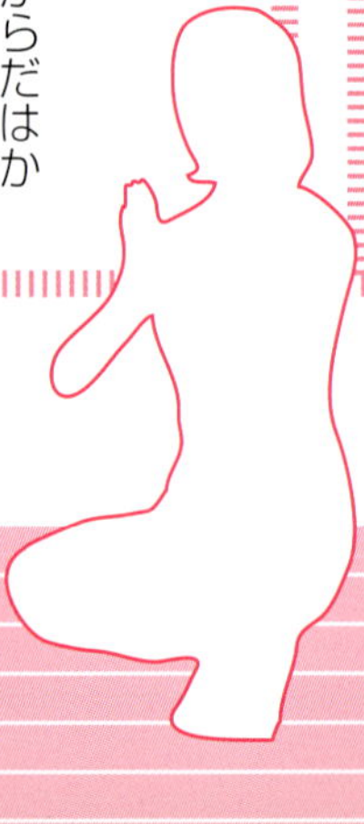

食後2時間は避ける

好きなときに行ってかまいません。でも、ポーズによっては内臓が刺激されるものもあるので、食後すぐの時間帯は避けたいもの。それ以外ならば、気分を落ち着けたいとき、時間が空いたときなどいつでもOK。お風呂上がりは、ハードなポーズを行うとのぼせる可能性があるので、ねじりのポーズなどストレッチ系のポーズだけを行うほうが安全。

頻度

毎日しなければならない？

5分か10分でもいいので毎日行うのが理想ですが、無理は禁物。疲れているのに義務的に行ってストレスになってしまうよりは、週1～2回程度でもかまわないのでマイペースに行った方が長続きします。週に1回でもリフレッシュできますし、続けているうちに、またやりたいなと思うようになるはずです。

注意事項

ポーズをしない方がいいとき

ヨーガは誰が行ってもいいものですが、ポーズによっては注意が必要な場合もあります。生理中の女性は骨盤が逆さになるポーズは避けた方がいいともいわれています。また、高血圧気味の人は、頭を下に向けるポーズ、立った前屈のポーズなどは行わない方がいいでしょう。飲酒後や発熱時には避けるほか、下記のようなときには医師に相談してから行ないましょう。

- ケガや病気で通院中
- 薬を常用
- ペースメーカーを使用
- 手術後
- 妊娠中
- 腰痛や腹痛などの症状
- 体調がすぐれない

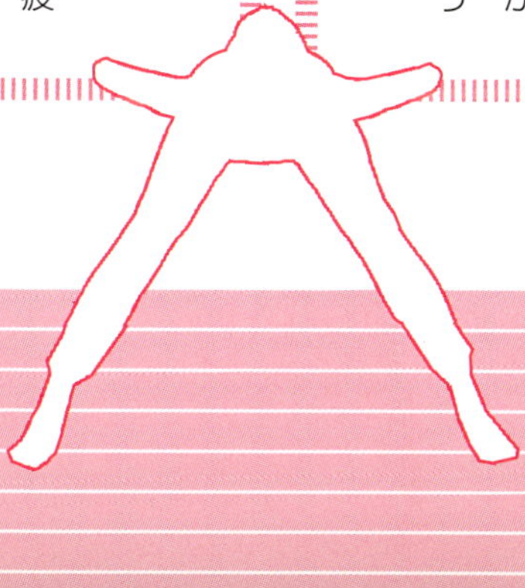

座り方と姿勢

日常生活にも活かせる

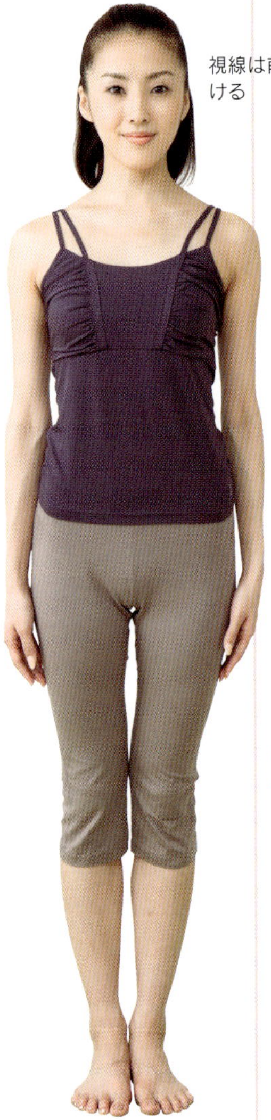
視線は前方に向ける

立ち方

1 両足を平行にそろえ、腕を自然に下ろして立ちます。

2 背筋を伸ばし、おなかを軽く引き締めます。

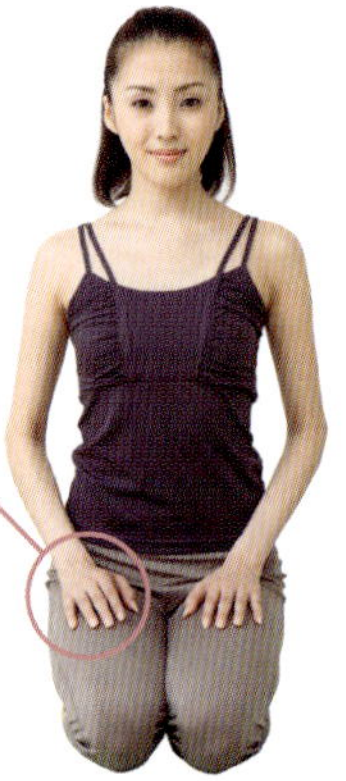
手はももの上に自然にのせる

正坐

1 正座します。両ひざ、両足の親指はそろえます。

2 かかとは少し外側に開き、お尻をのせます。

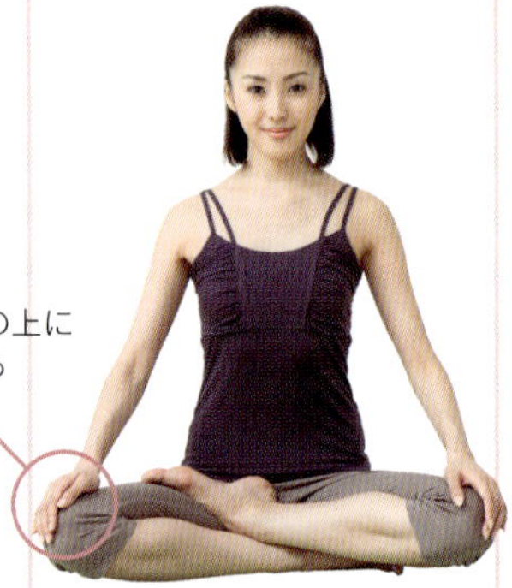
手はひざの上に軽くのせる

半蓮華坐

1 両脚を伸ばし、右かかとを左そけい部に軽くあてます。

2 左脚を曲げ、足先を右ももの上にのせます。
(左右反対でもいい)

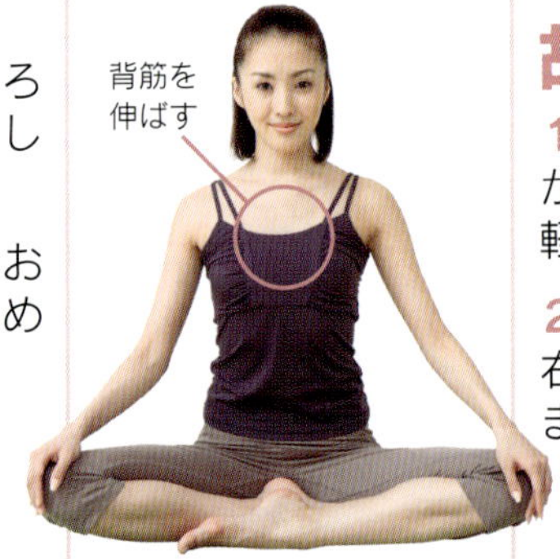
背筋を伸ばす

胡坐

1 両脚を伸ばし、右かかとを左そけい部に軽くあてます。

2 左かかとも同様に、右そけい部に近づけます。
(左右反対でもいい)

呼吸法

DVD 01

ポーズをより効果的に

このポーズのPOINT すべてのヨーガのポーズで行える基本の呼吸法です

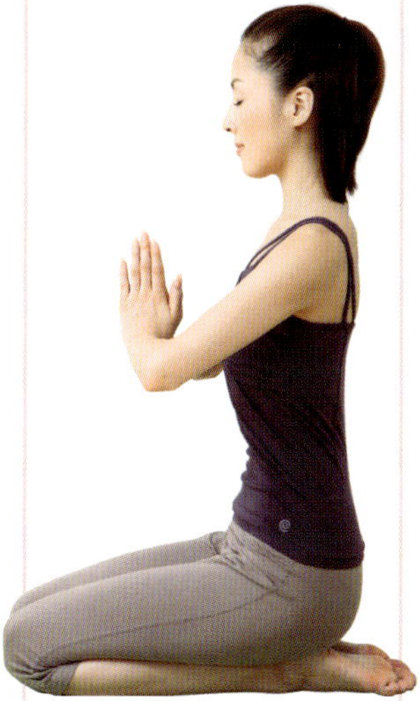

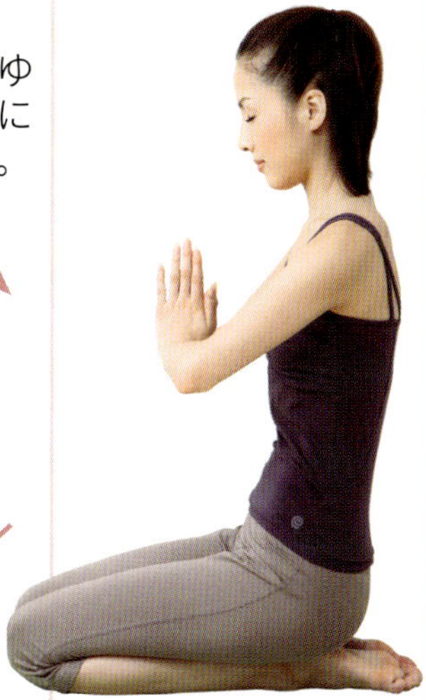

Step 1

息を吐きながらお腹の下の方を軽く引き締め、くぼませます。

Step 2

Step1の力をゆるめると、すーっと息が吸い込まれて、胸が広がり、背中が気持ちよく伸びます。

Step 3

吸い切ってその力をゆるめましょう。自然に息が吐き出されます。

ビギナー アドバイス

右手を下腹部、左手をみぞおちに近い胸のあたりに置くとわかりやすい。

行い方

Step1 ～ 3 を自分のペースで気持ちよく続け、最後に合掌します。

Program 1 **疲れやゆがみをとる**

「準備運動」にあたります。全身をストレッチするので、疲れやからだのゆがみ解消にもおすすめ。

Program 2 **肩・首がラクになる**

肩こりはつらいもの。忙しいと、そのケアもままなりませんが、わずかの時間のヨーガで改善を。

Program 3 **メタボの予防と脱出！**

お腹周りは、何歳になってもスッキリ。そうありたいものですね。効果の出やすい部分です。

Program 4 **骨盤を正しい位置に**

骨盤はからだ全体の動きだけでなく、内臓や神経機能の働きの基盤ともなるもの。ヨーガで調整を。

Program 5 **美しい立ち姿になる**

美しい人体の基本は、すっきりとした立ち姿から。脚を引き締める効果も期待できます。

Program 6 **心を元気にする**

気分を爽やかにし、集中力を高めるヨーガで、リフレッシュしましょう。仕事や趣味の合間にも。

コンディションに合わせてポーズのレベルを選びましょう

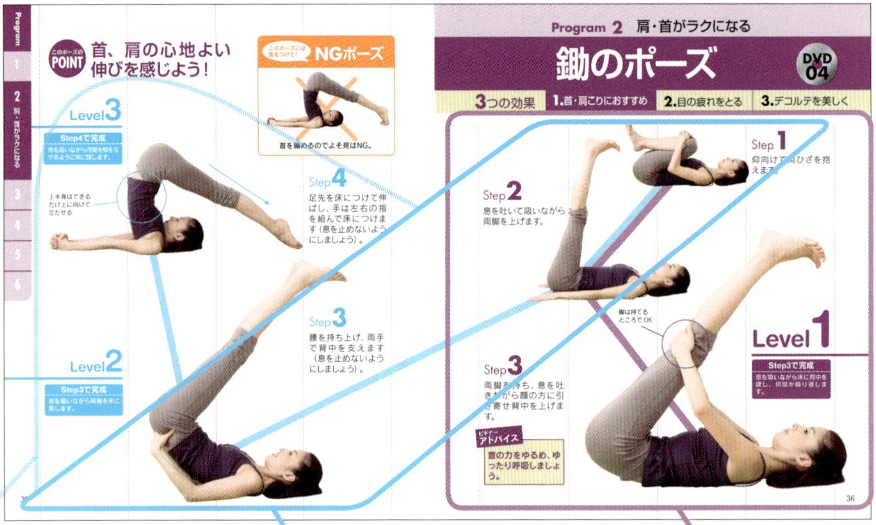

Level 3

ヨーガの経験のある人や、Level2 ではもの足りなくなった人におすすめ。

Level 2

Level1 ではもの足りない人や、からだの柔らかい人におすすめ。

Level 1

ヨーガがはじめての人やからだが硬い人におすすめ。

いま始めたい！
おすすめ6つの
プログラム

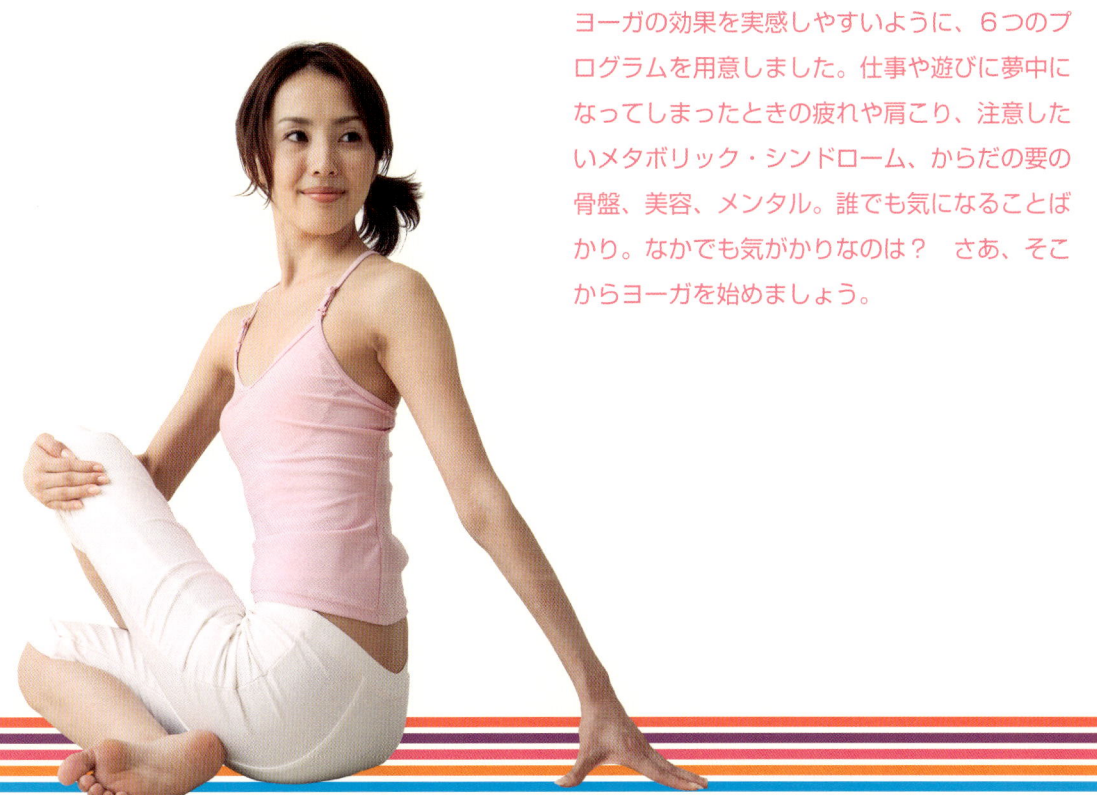

ヨーガの効果を実感しやすいように、６つのプログラムを用意しました。仕事や遊びに夢中になってしまったときの疲れや肩こり、注意したいメタボリック・シンドローム、からだの要の骨盤、美容、メンタル。誰でも気になることばかり。なかでも気がかりなのは？　さあ、そこからヨーガを始めましょう。

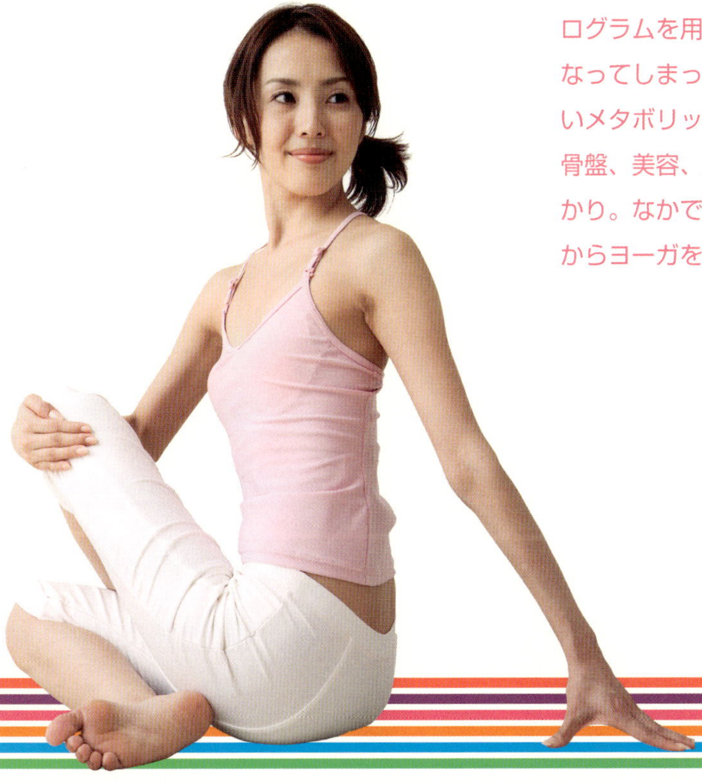

Program 1

疲れやゆがみをとる

3つの効果

1. こわばりをとる

2. 筋肉や腱を柔らかく

3. 柔軟性アップ

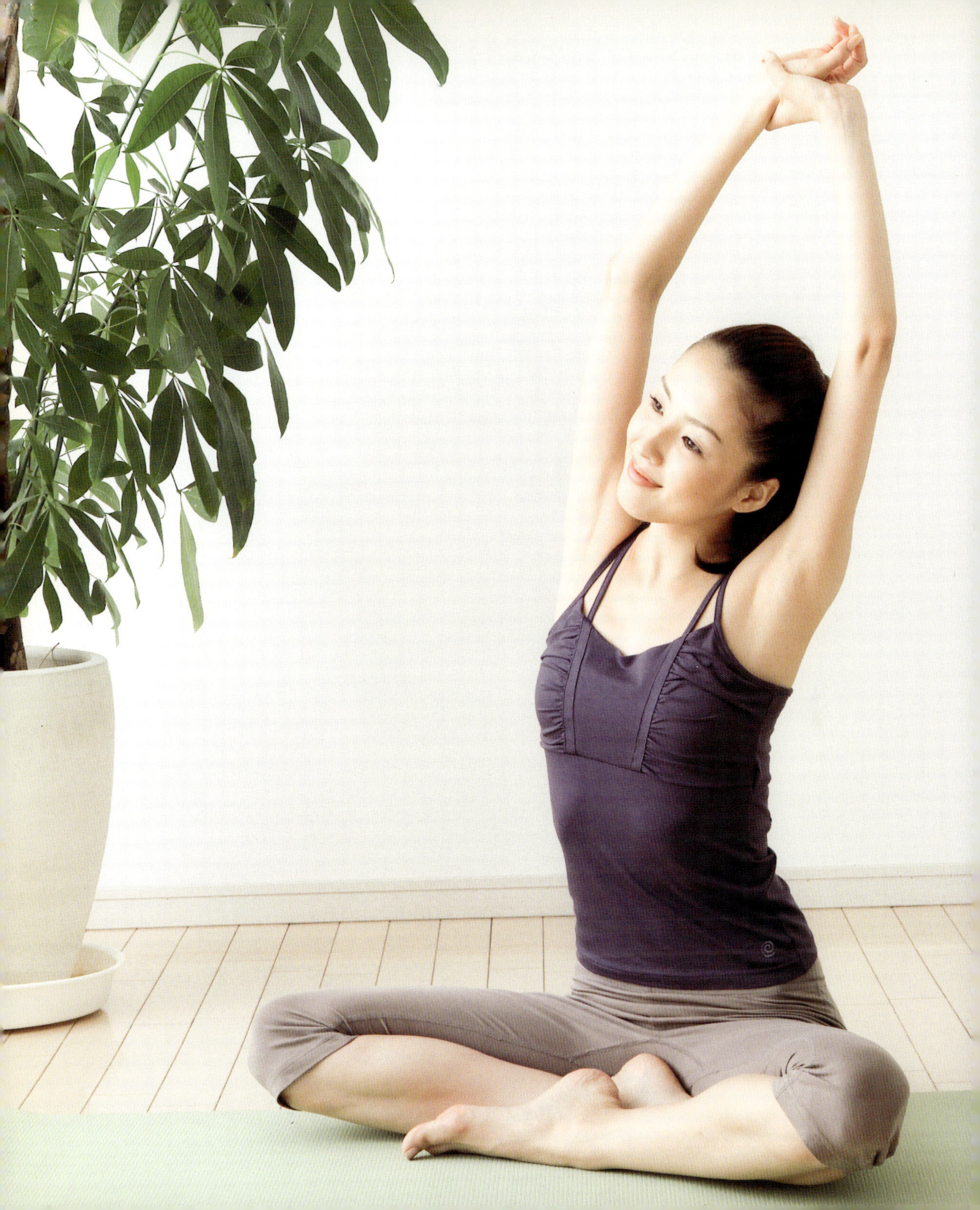

準備運動

DVD 02

3つの効果	1. こわばりをとる	2. 筋肉や腱を柔らかく	3. 柔軟性アップ

足指の運動

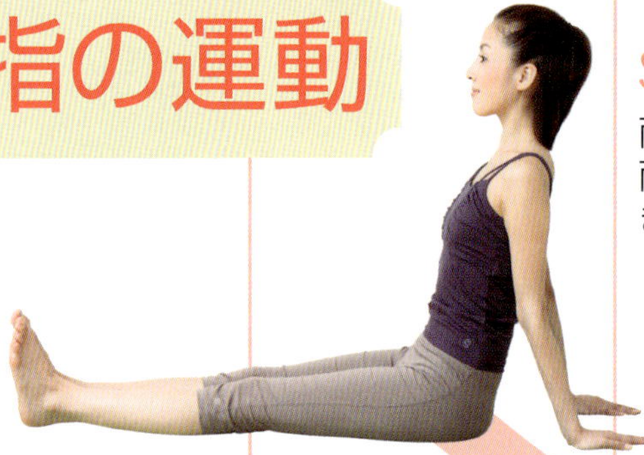

Step 1

両脚を伸ばして座り、両手は腰の後ろにつきます。

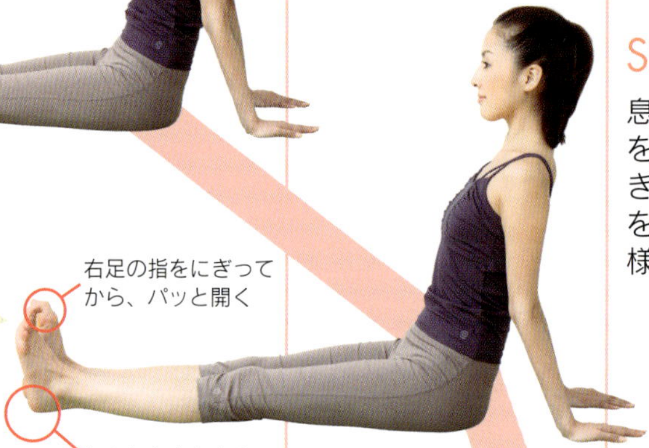
右足の指をにぎってから、パッと開く
かかとを突き出す

Step 2

息を吐きながら右足をにぎり、かかとを突き出し、吸いながら指を開きます。左足も同様に行います。

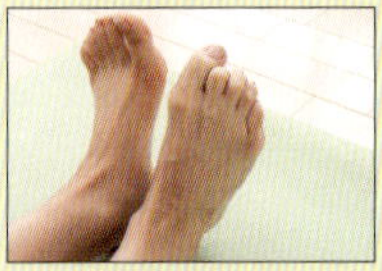
ぎゅっとにぎる

▼

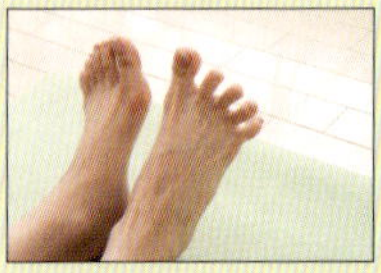
5本の指をパッと開く

Step 3

Step2を両足同時に行います。

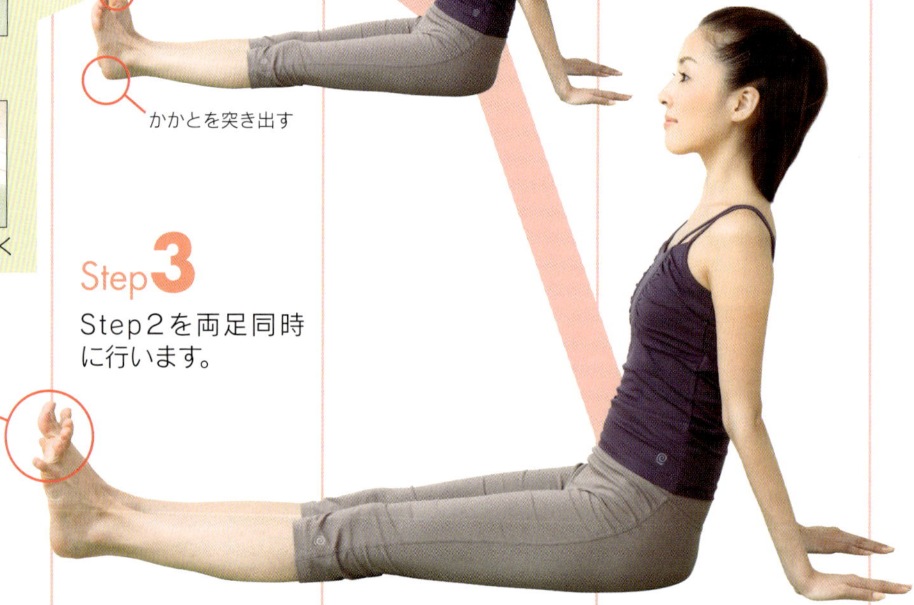
両足同時ににぎって、開く

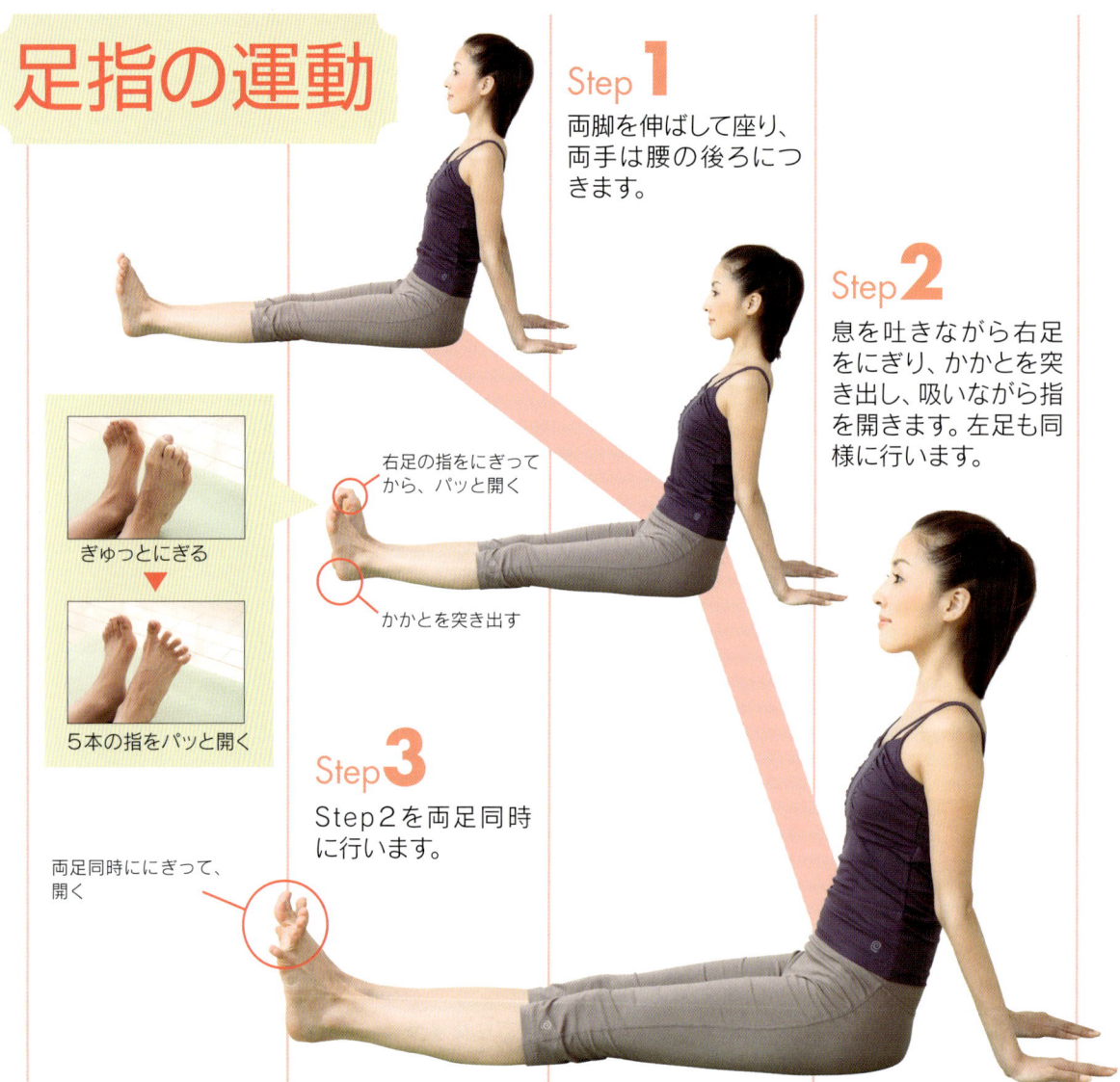

足首の運動

Step 1

息を吐きながら右の足先を伸ばし、吸いながら引き寄せてかかとを突き出します。左足も同様に行います。

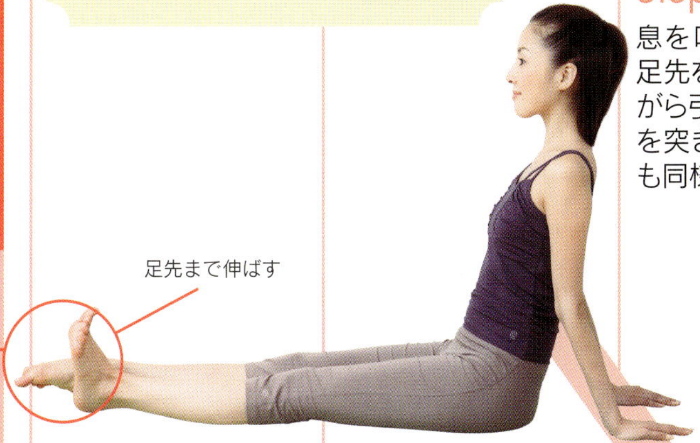

Step 2

Step1を両足同時に行います。もう一度息を吐いて向こうへ倒します。

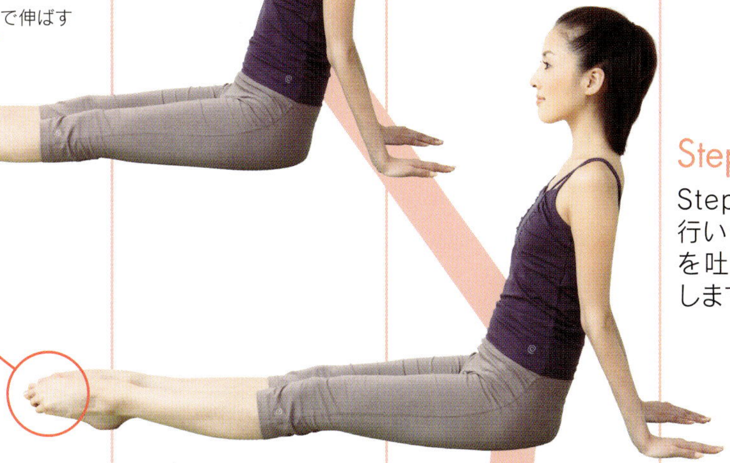

Step 3

足先を左右に開き、吸いながら手前に回して揃え、ゆるめます①。息を吸って足先を手前に引き寄せ、吐きながら外側へ回し、もう一度手前に引き寄せてゆるめます②。

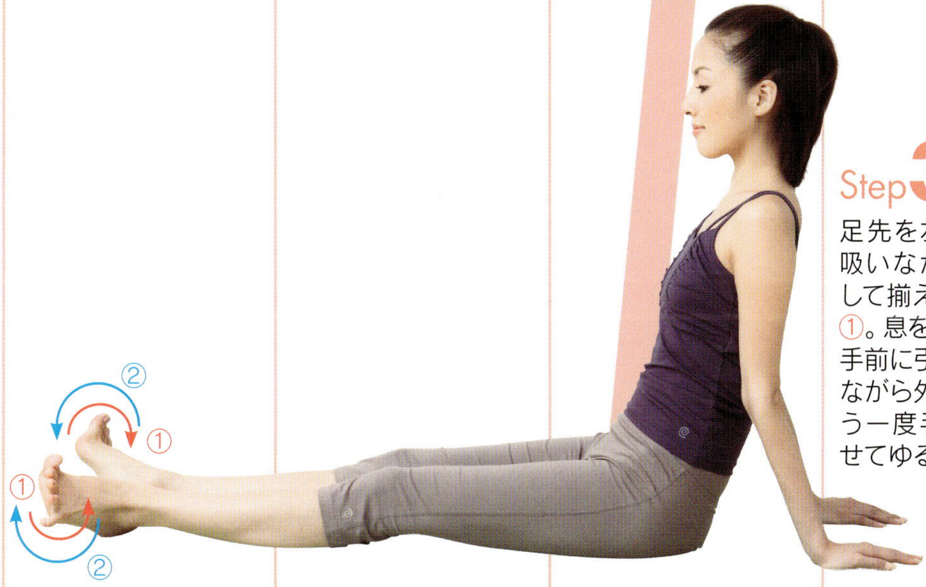

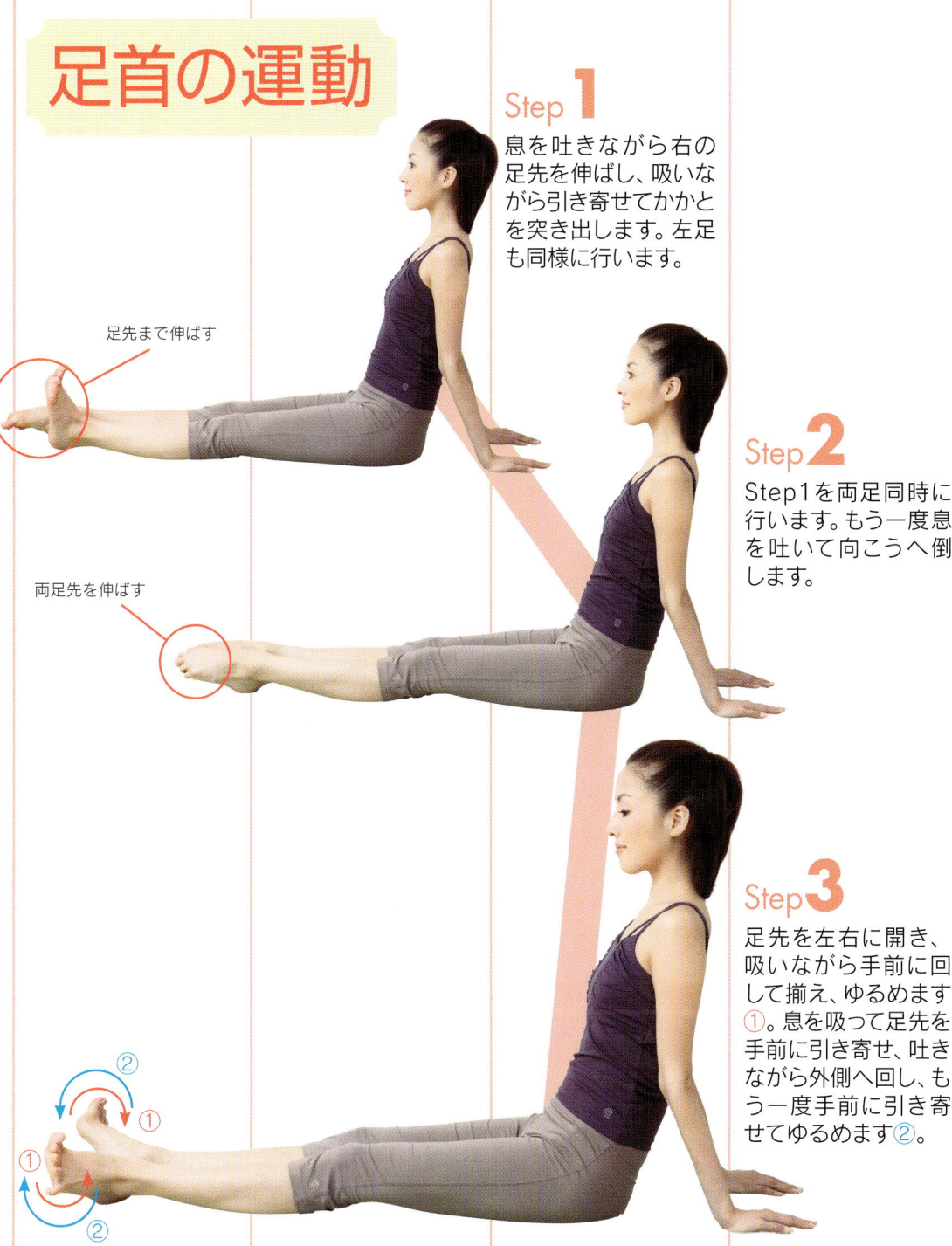

背中の運動

Step 1

右脚を曲げて手で引き寄せ抱えます。

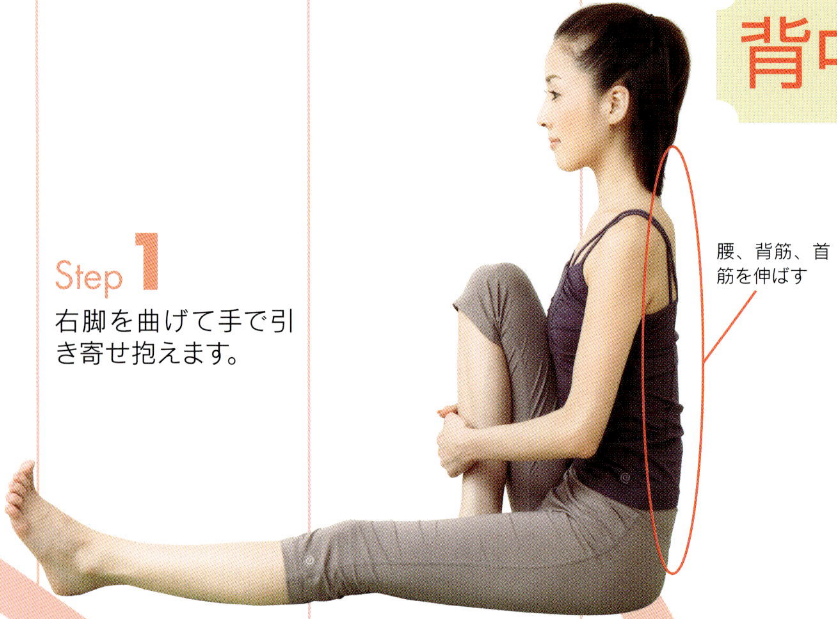

Step 2

息を吐きながら背中を丸め、ひたいをひざに近づけます。

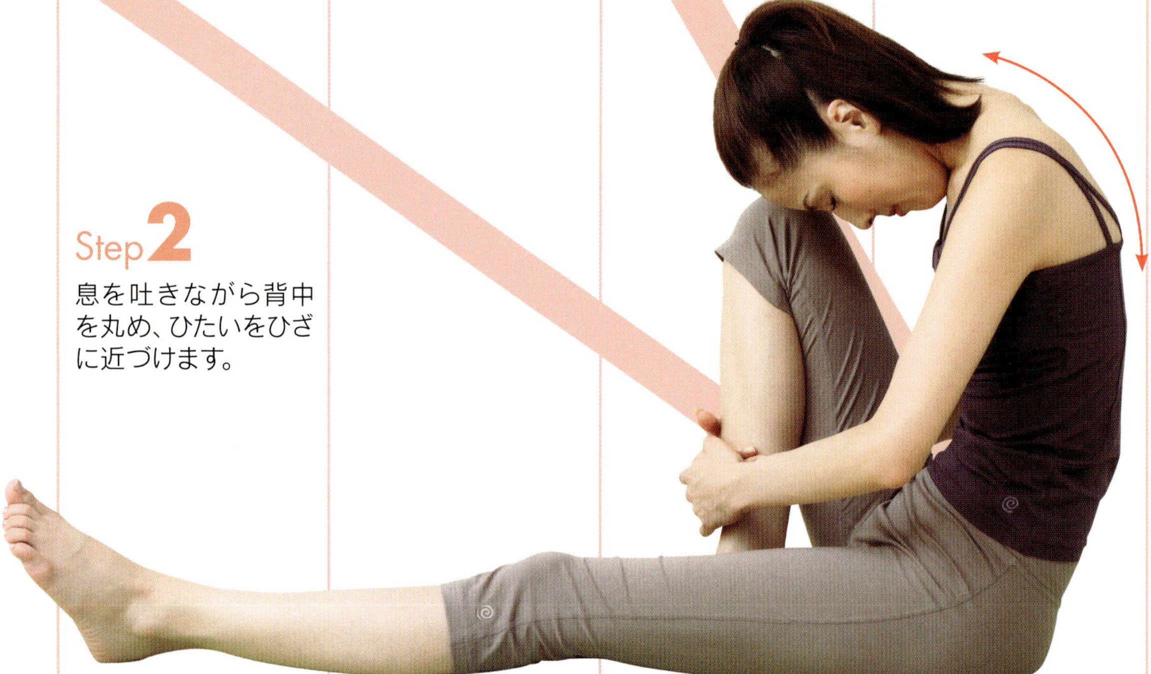

上体側を伸ばす運動

Step 3

息を吸いながら背筋を伸ばし、胸を引き上げて背中を少し反らせます。

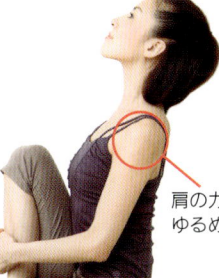

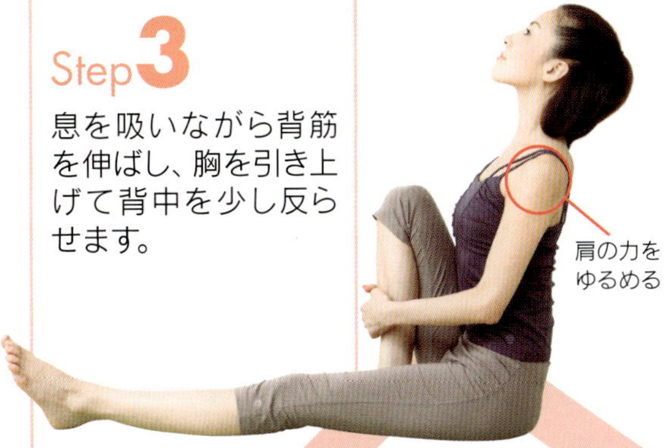

Step 4

上体を戻して脚を伸ばします。左脚も同様に行います。

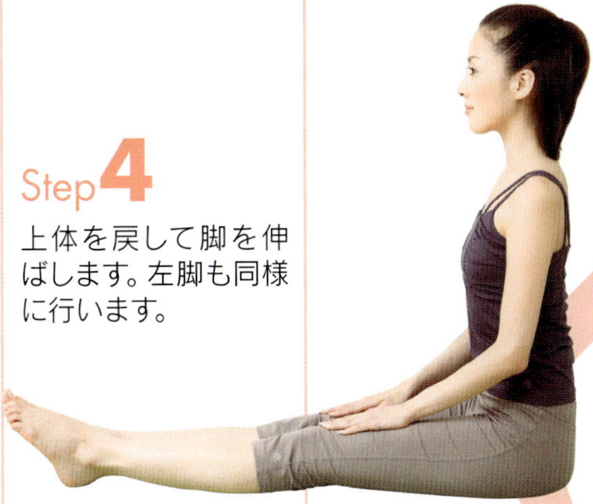

Step 5

左手はお尻の後ろ、右手は左脚の外にそえます。吸いながら背筋を伸ばし、吐きながら上体を左にねじります。吸いながら中央に戻し、反対側も同様に行います。

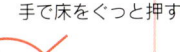

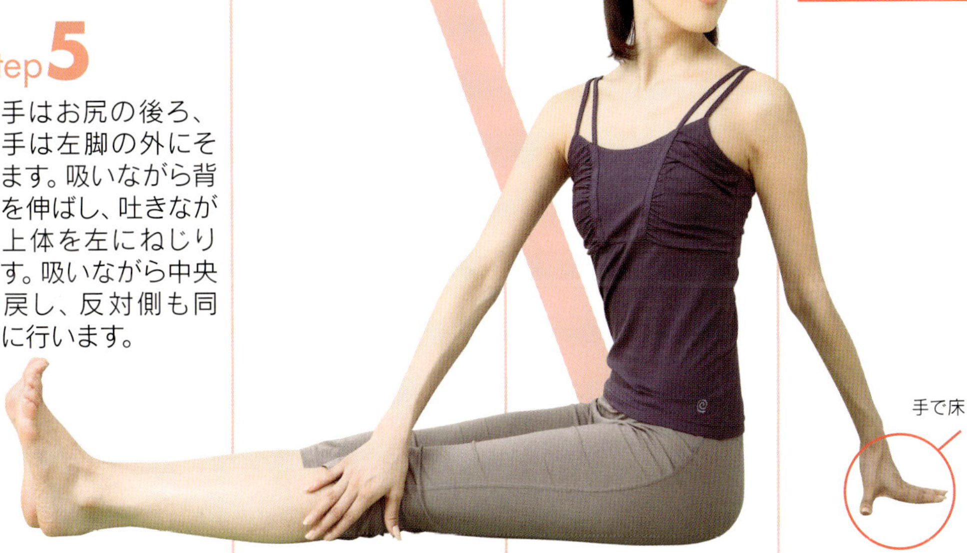

腰の運動

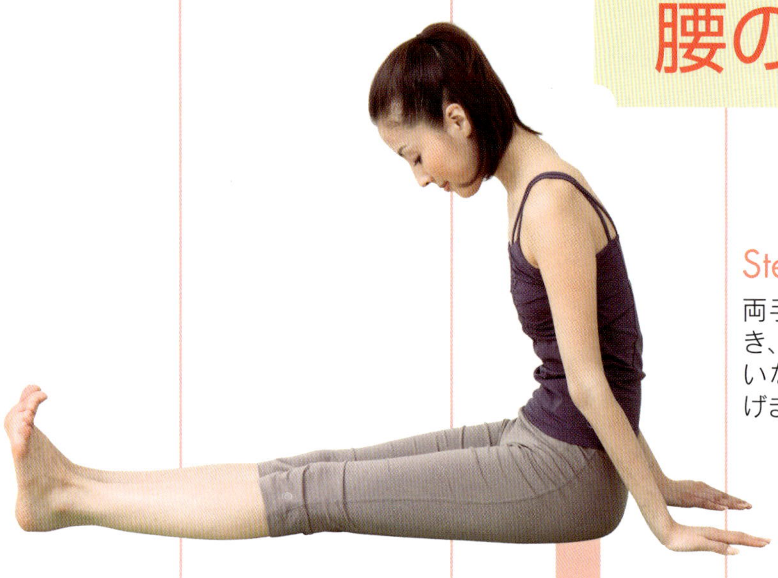

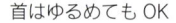

Step 1

両手を腰の後ろにつき、息を軽く吐き、吸いながら腰を持ち上げます。

Step 2

もう一息吐きながらお腹を引き締め、吸いながら胸を引き上げて体を長く伸ばします。吐きながらゆっくりおろします。

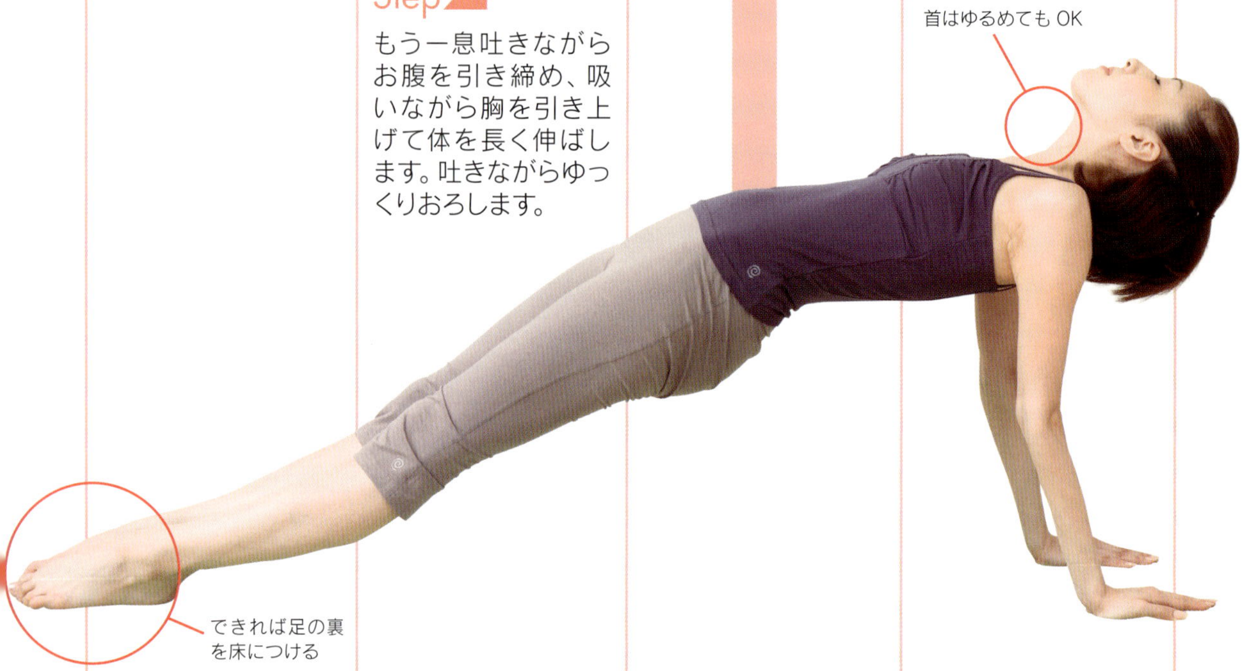
首はゆるめてもOK
できれば足の裏を床につける

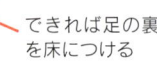

手首の運動

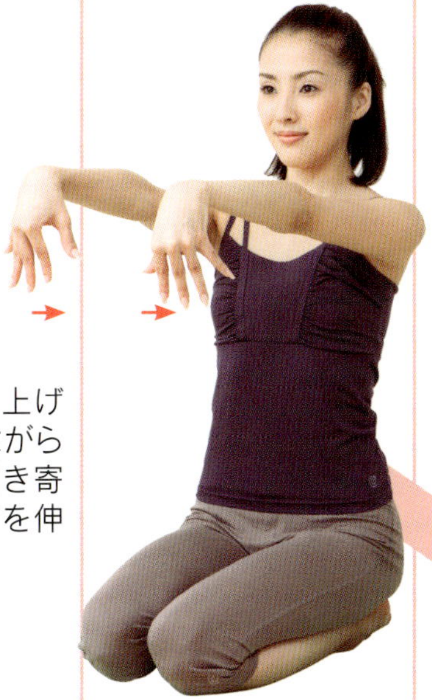

Step 1

腕は肩の高さに上げます。息を吐きながら指先を手前に引き寄せ、手の甲、手首を伸ばします。

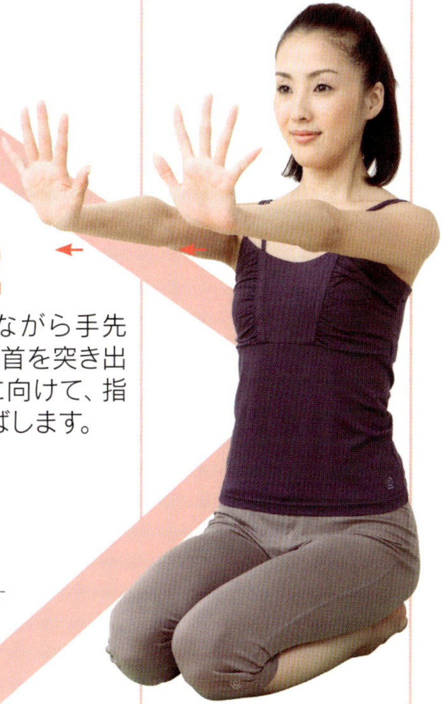

Step 2

息を吸いながら手先を上げ、手首を突き出し、真上に向けて、指先まで伸ばします。

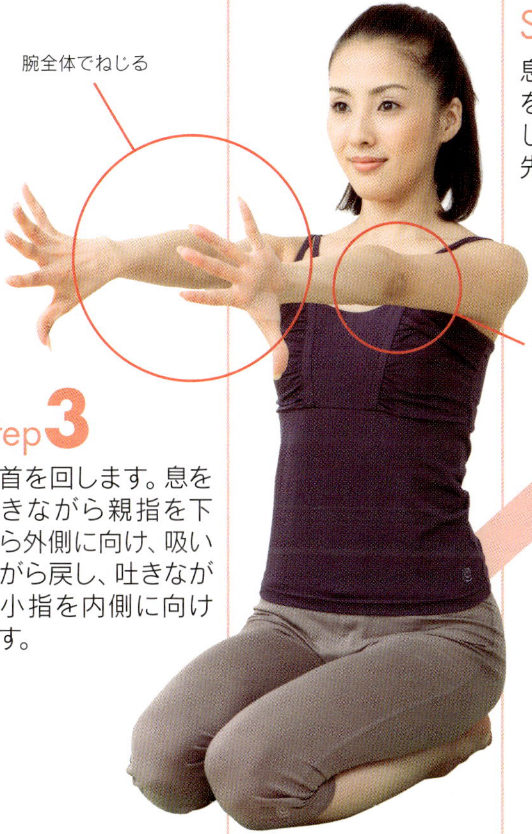

Step 3

手首を回します。息を吐きながら親指を下から外側に向け、吸いながら戻し、吐きながら小指を内側に向けます。

肩の運動

肩甲骨の引き締め

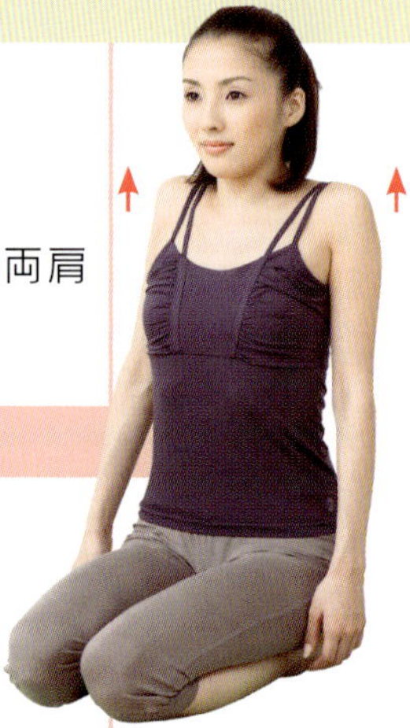

Step 1

息を吸いながら両肩を持ち上げます。

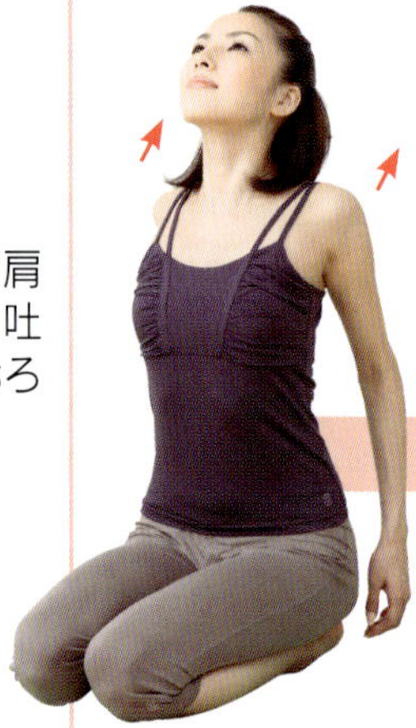

Step 2

息を吐きながら、両肩を後ろに引き寄せ、吐きながらゆっくりおろします。

肩回し

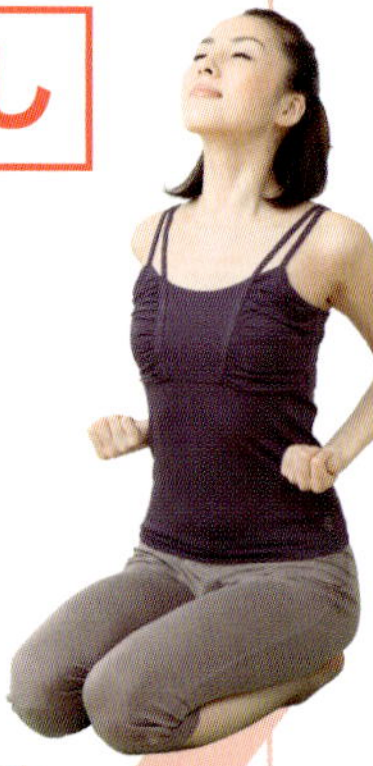

Step 1

親指を握り込み、息を吸って胸を下から開きます。

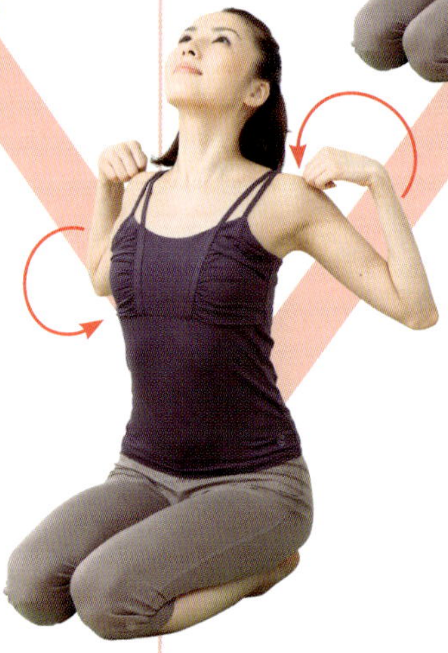

Step 2

肩甲骨を引き寄せ、息を吐きながらひじを後ろから前に大きく回します。

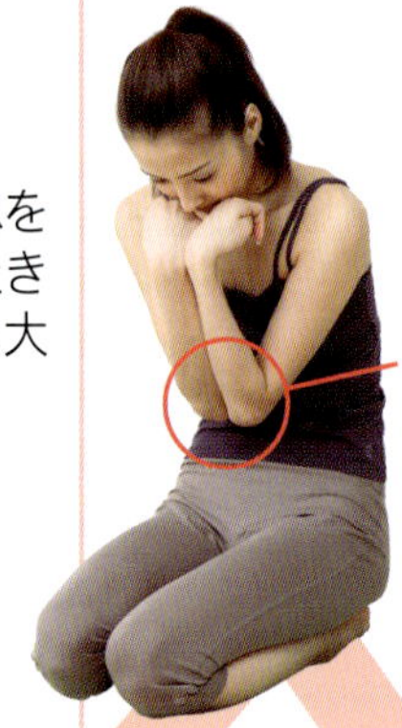

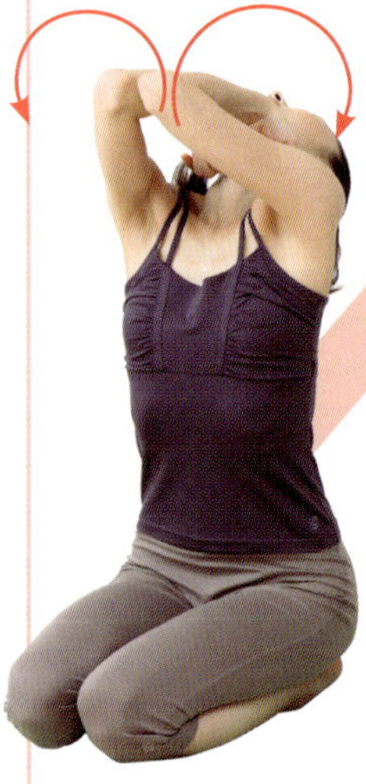

Step 3

両ひじを合わせ、息を吸いながら上げ、吐きながら後ろ外側へ大きく回します。

首の運動

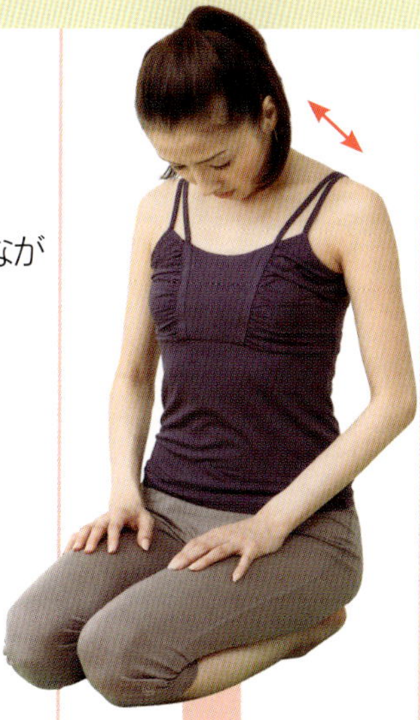

Step 1

背筋を伸ばし、吐きながら首を前に倒します。

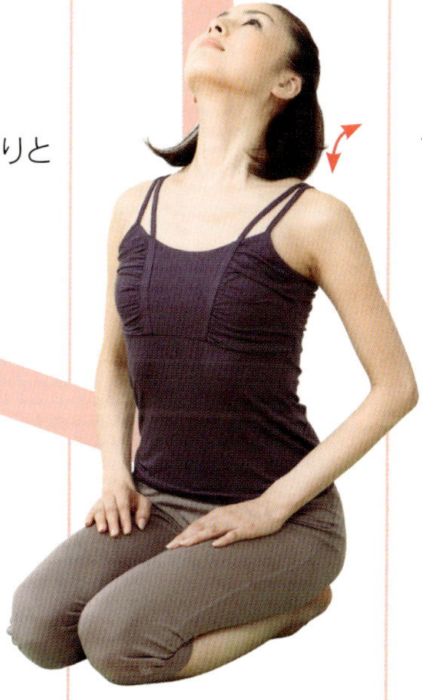

Step 2

吸いながらゆっくりと後ろに倒します。

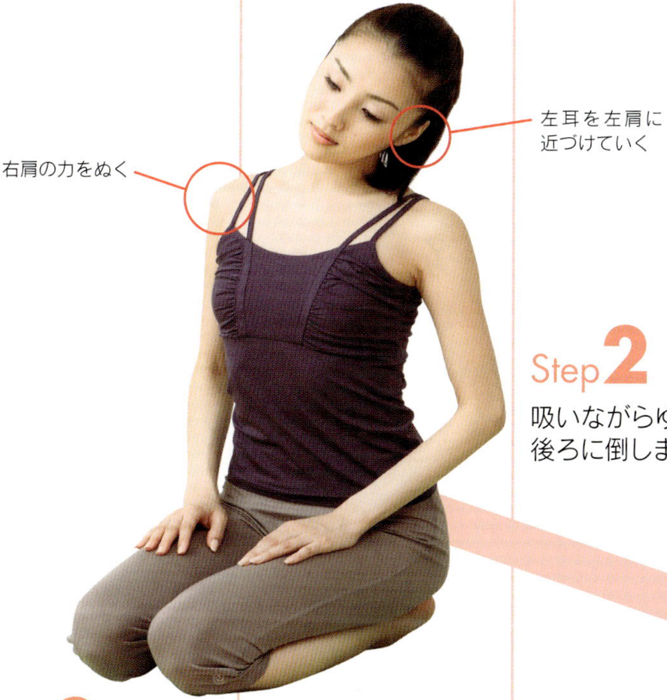

Step 3

息を吐きながら左に倒し、吸いながら中央に戻し、同様に右にも倒します。息を吐きながら前に倒し首を左に回します。右へも同様に行います。

このポーズには気をつけて！

NG ポーズ

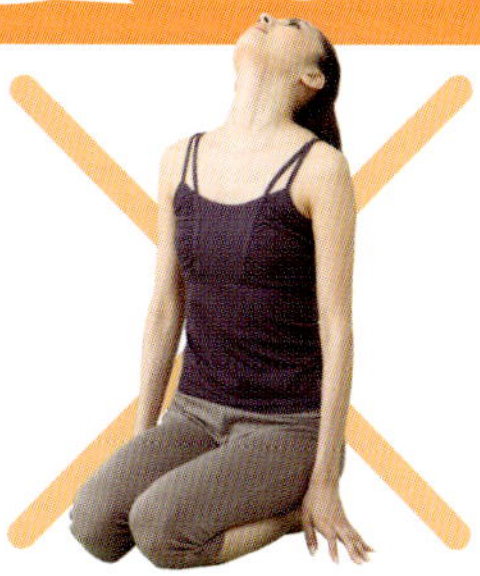

首、肩に力を入れるのは NG。
首の後ろを縮め過ぎないように回しましょう。

Program 2

肩・首がラクになる

3つの効果

1. 首・肩こりにおすすめ
2. 目の疲れをとる
3. デコルテを美しく

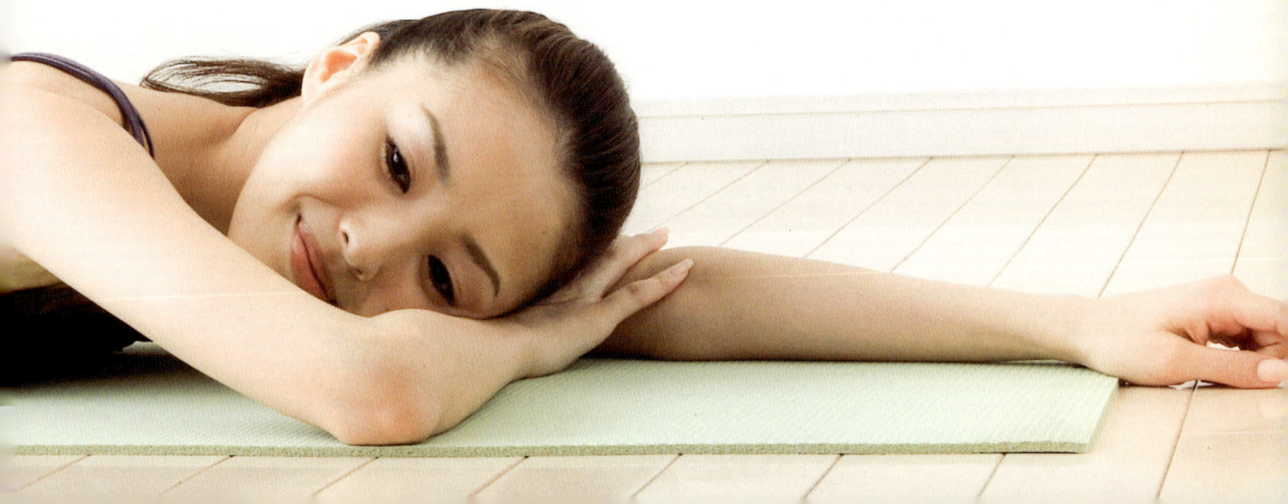

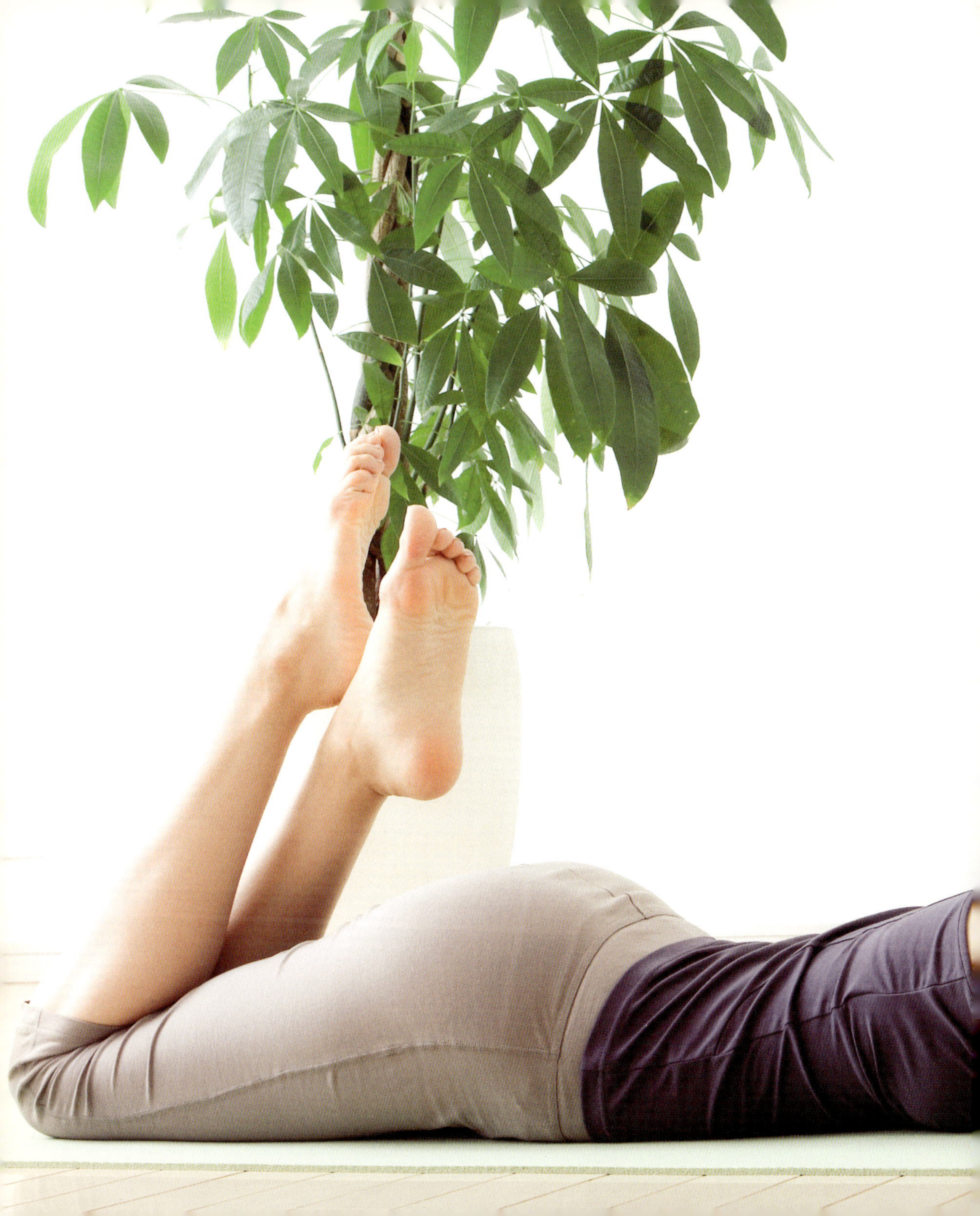

ネコ伸ばしのポーズ

DVD 03

3つの効果　**1.**首・肩こりにおすすめ　**2.**目の疲れをとる　**3.**デコルテを美しく

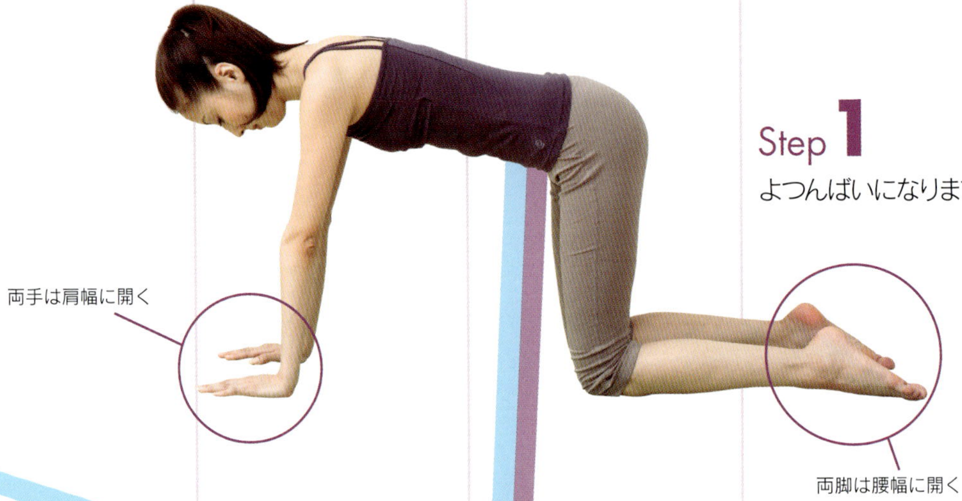
両手は肩幅に開く
両脚は腰幅に開く

Step 1

よつんばいになります。

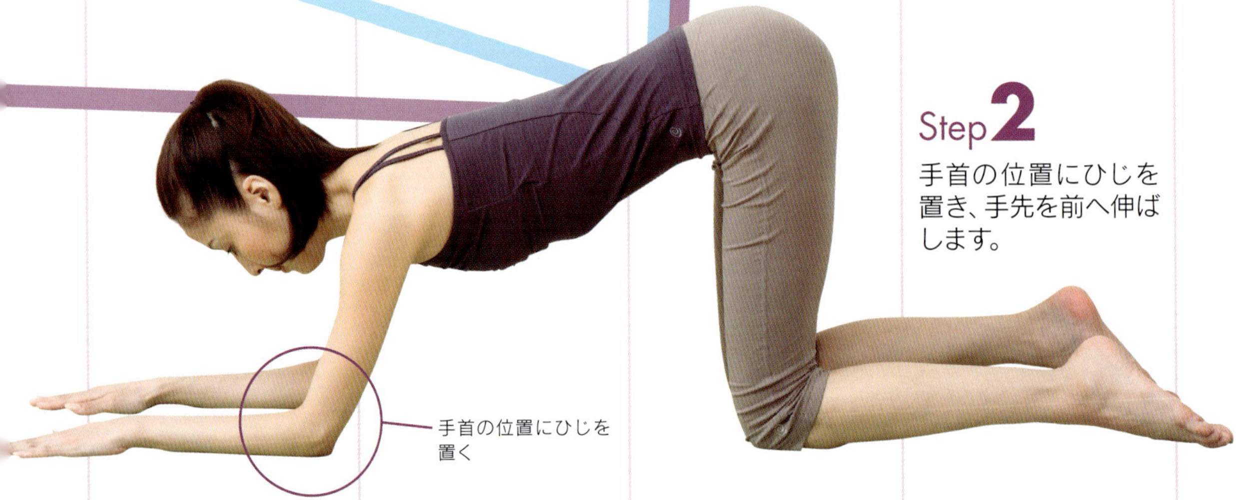
手首の位置にひじを置く

Step 2

手首の位置にひじを置き、手先を前へ伸ばします。

このポーズのPOINT 肩の力を抜いてみよう！

Level 2

Step3で完成

息を吸いながらStep2に戻り、反対側も同じように行います。

Step 3

左ひじを開き、息を吐きながら背骨と右手を前へ伸ばします。

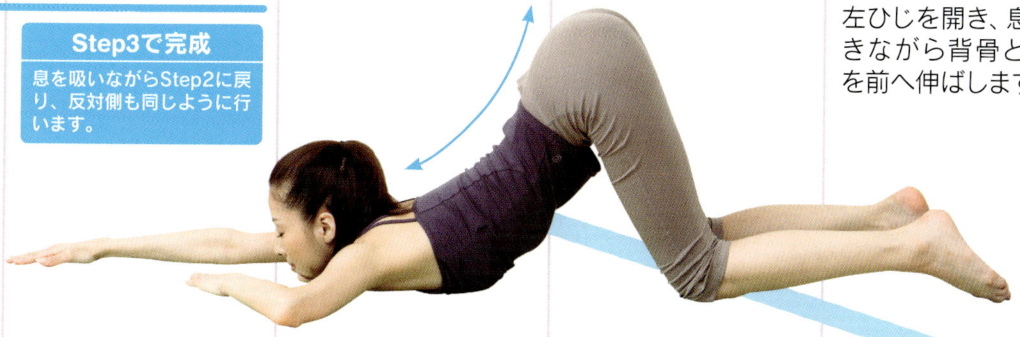

Level 1

Step 3で完成

息を吸いながらStep2に戻り、何回か繰り返します。

Step 3

息を吐きながら両手と上体を前へ伸ばします。

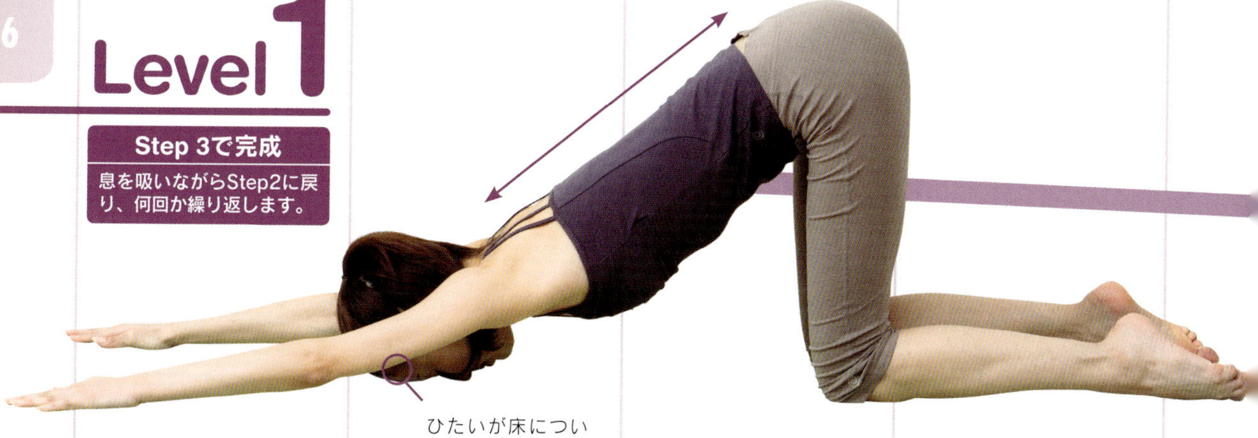

ビギナー アドバイス

腰、背筋を気持ちよく伸ばしましょう。

鋤のポーズ

DVD 04

3つの効果　**1.**首・肩こりにおすすめ　**2.**目の疲れをとる　**3.**デコルテを美しく

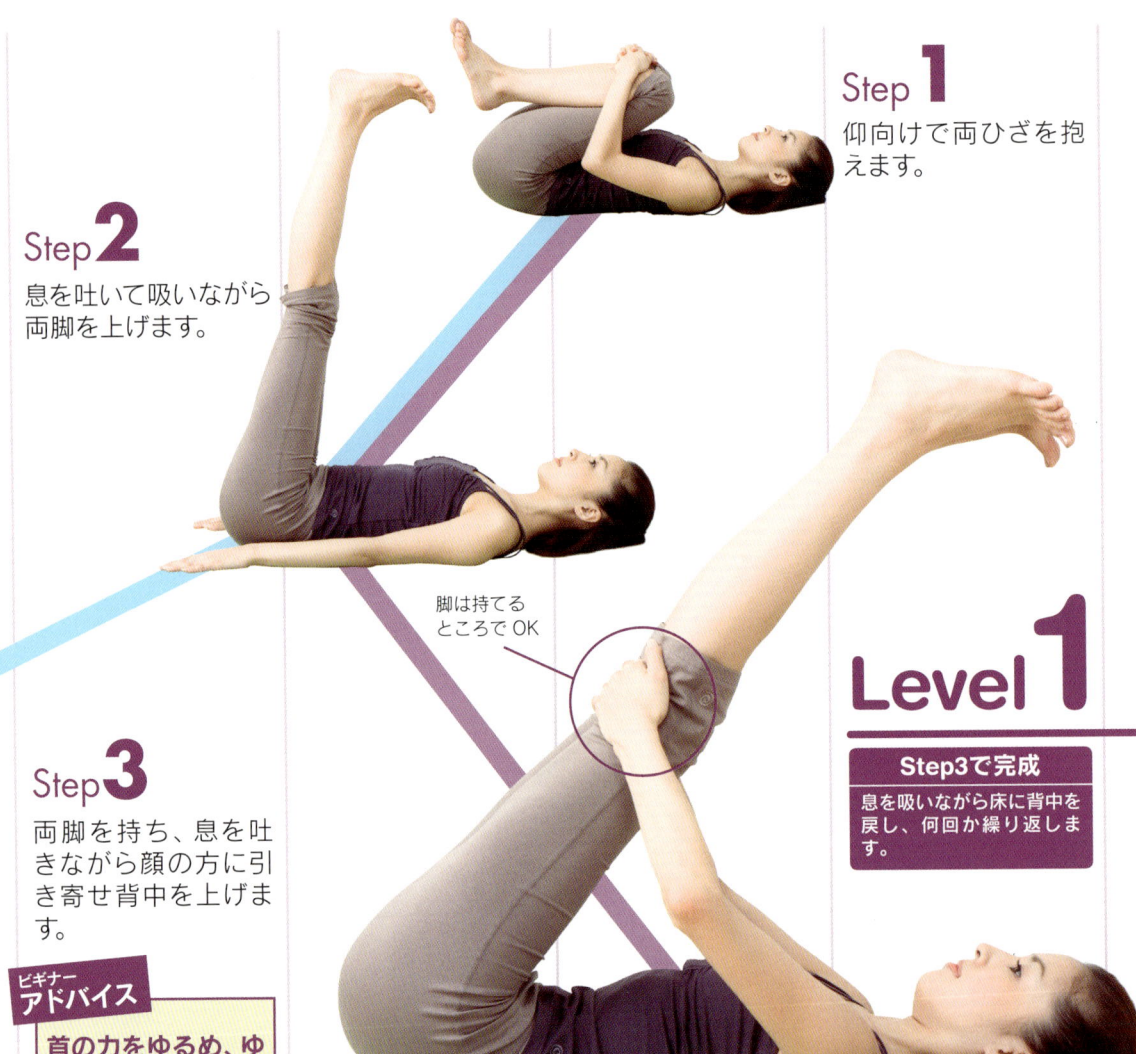

Step 1

仰向けで両ひざを抱えます。

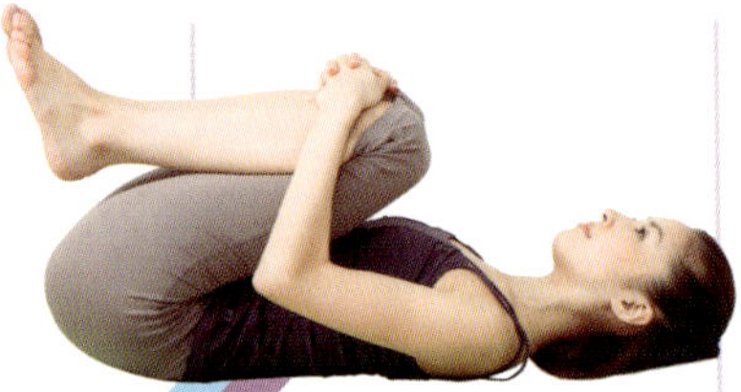

Step 2

息を吐いて吸いながら両脚を上げます。

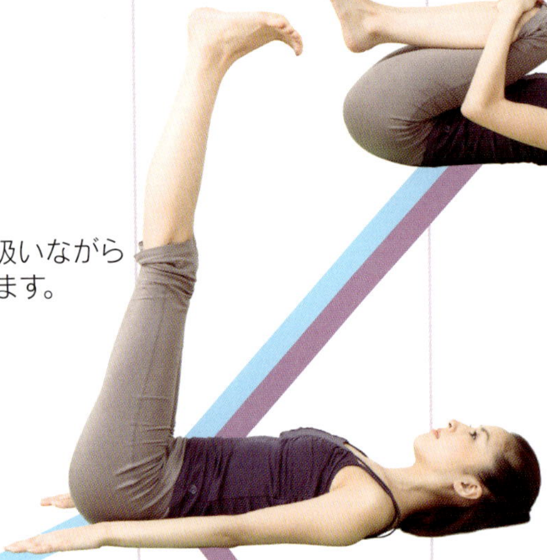

Step 3

両脚を持ち、息を吐きながら顔の方に引き寄せ背中を上げます。

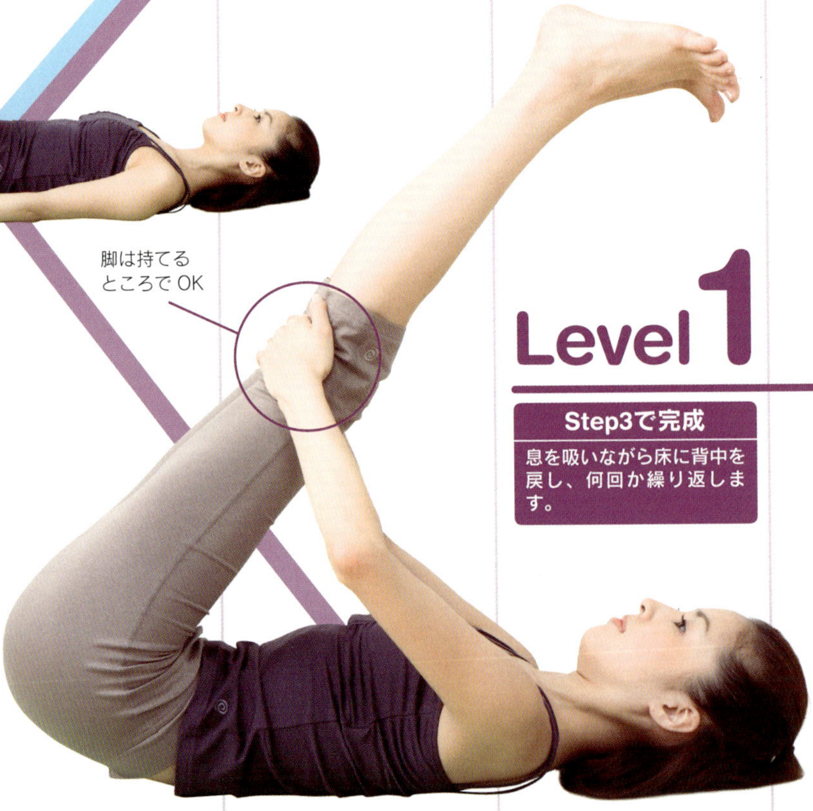

ビギナーアドバイス

首の力をゆるめ、ゆったり呼吸しましょう。

Level 1

Step3で完成

息を吸いながら床に背中を戻し、何回か繰り返します。

このポーズのPOINT

首、肩の心地よい伸びを感じよう！

このポーズには気をつけて！ NGポーズ

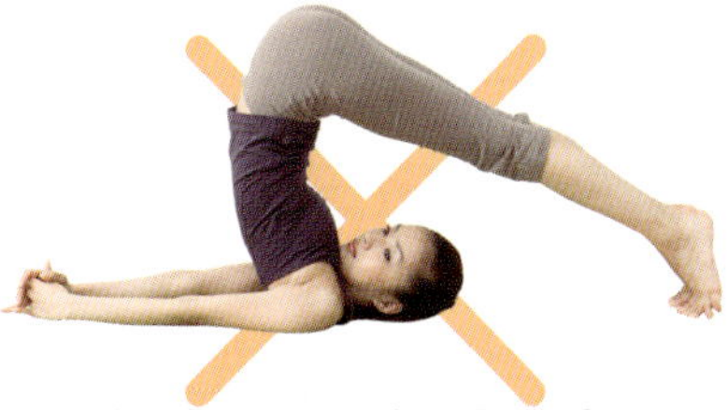

首を痛めるのでよそ見はNG。

Level3

Step4で完成

息を吸いながら両脚を顔をなでるように床に戻します。

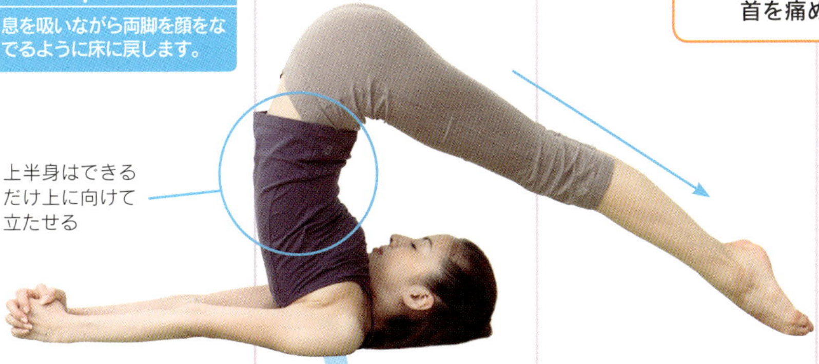

Step4

足先を床につけて伸ばし、手は左右の指を組んで床につけます（息を止めないようにしましょう）。

Step3

腰を持ち上げ、両手で背中を支えます（息を止めないようにしましょう）。

Level2

Step3で完成

息を吸いながら両脚を床に戻します。

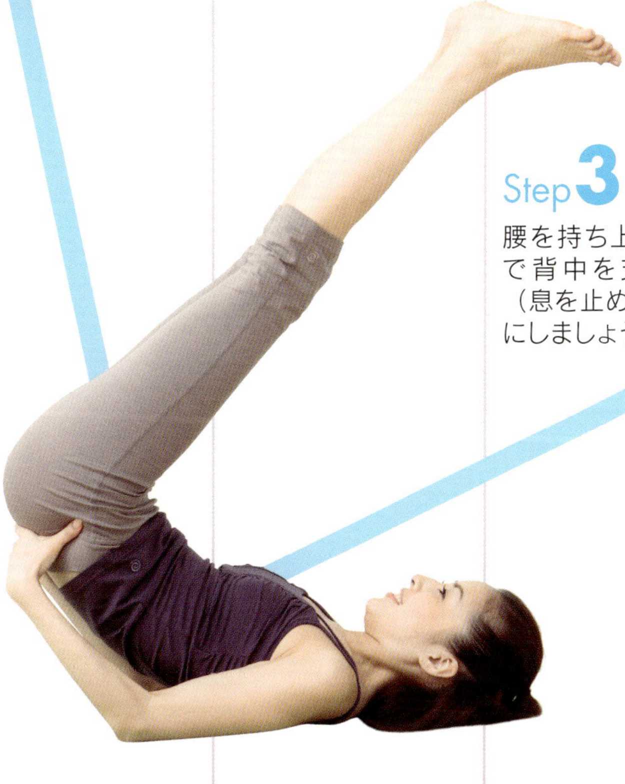

ウサギのポーズ

DVD 05

3つの効果	1.首・肩こりにおすすめ	2.目の疲れをとる	3.デコルテを美しく

Step 1

正座になり、ひざの前に両手をつきます。

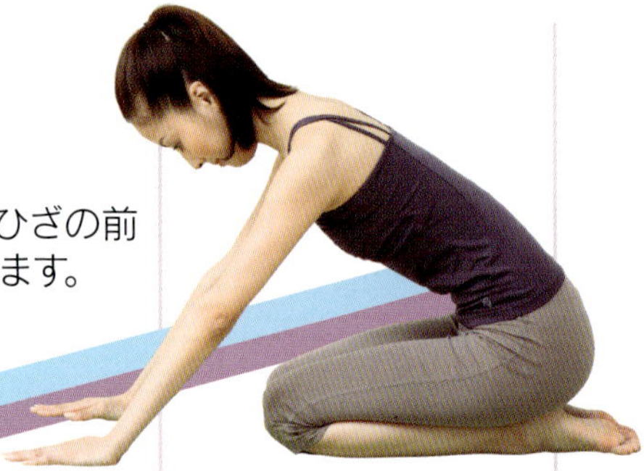

Step 2

息を吐きながら手の間に頭を置きます。

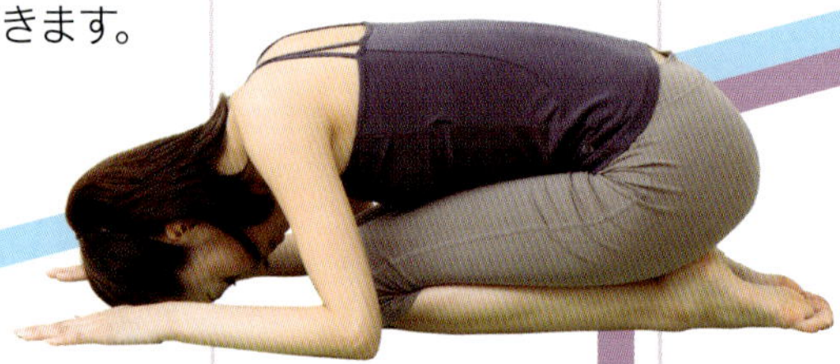

ビギナー
アドバイス

ゆっくり呼吸をして、頭に体の重みを感じてみましょう。

Step 3

息を吸いながらお尻を上げ、頭頂に体重をかけます。

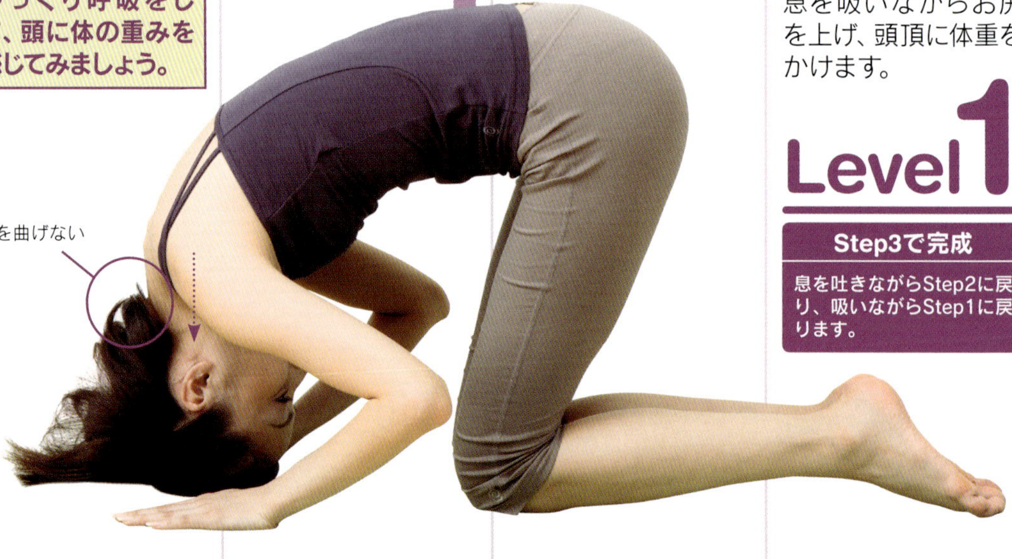

Level 1

Step3で完成

息を吐きながらStep2に戻り、吸いながらStep1に戻ります。

このポーズのPOINT

首筋から後頭部の伸びを感じよう！

Level3

Step4で完成

息を吐きながらStep2まで戻り、吸いながらStep1に戻ります。

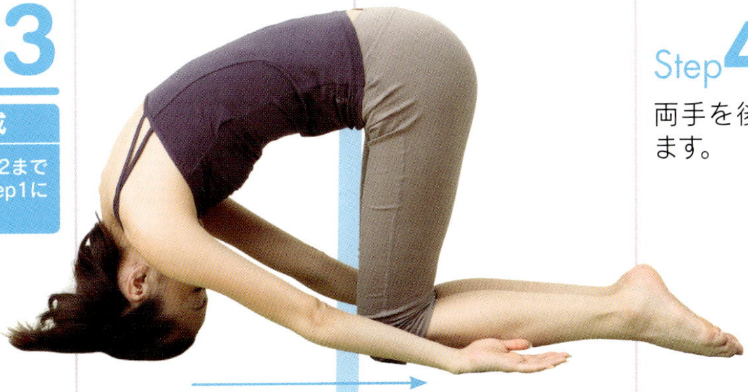

Step4

両手を後ろに伸ばします。

Level2

Step3で完成

息を吐きながらStep2に戻り、吸いながらStep1に戻ります。

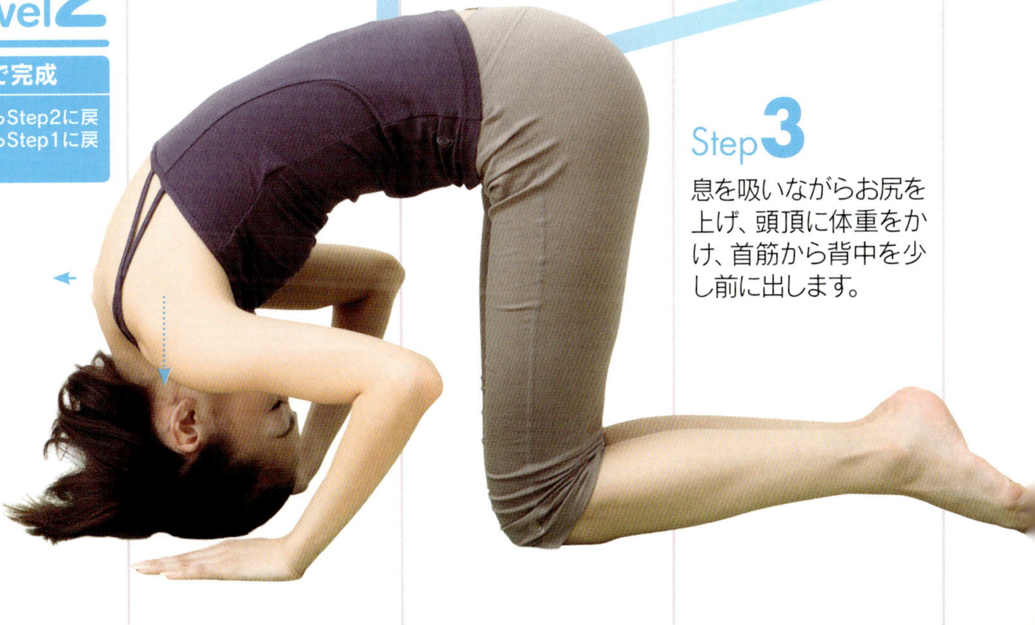

Step3

息を吸いながらお尻を上げ、頭頂に体重をかけ、首筋から背中を少し前に出します。

ラクダのポーズ

DVD 06

3つの効果	1.首・肩こりにおすすめ	2.目の疲れをとる	3.デコルテを美しく

Step 1

ひざ立ちになり、両手を腰にあてます。

Step 2

息を吐きながら両肩、ひじを寄せ、背中を丸くします。

Step 3

息を吸いながら胸を少し反らせます。

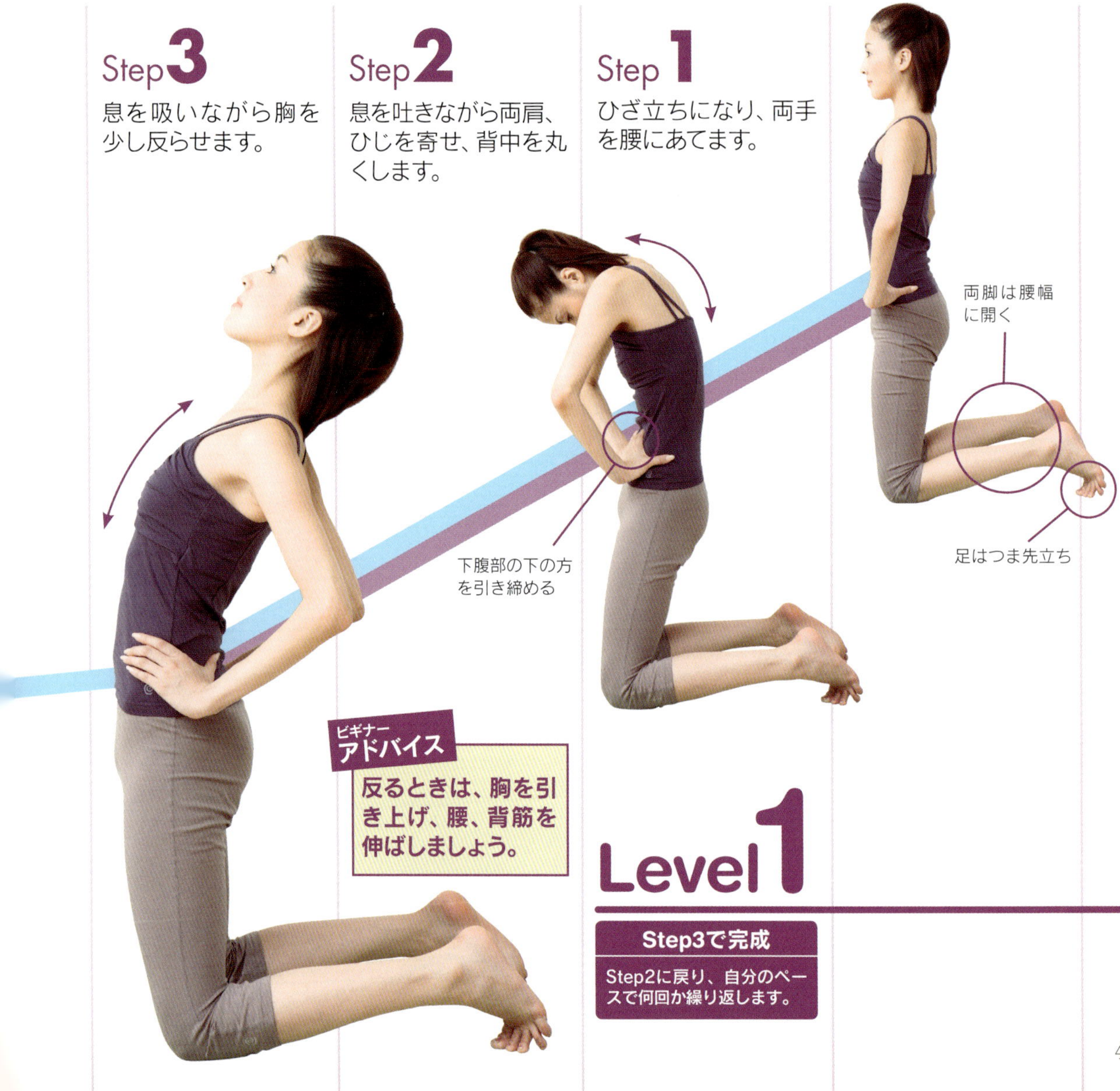

両脚は腰幅に開く
足はつま先立ち
下腹部の下の方を引き締める

ビギナー
アドバイス

反るときは、胸を引き上げ、腰、背筋を伸ばしましょう。

Level 1

Step3で完成

Step2に戻り、自分のペースで何回か繰り返します。

このポーズのPOINT 胸から首筋の伸びと広がりを感じよう！

Level3

Step5で完成

Step2を行ってから、
Step1に戻ります。

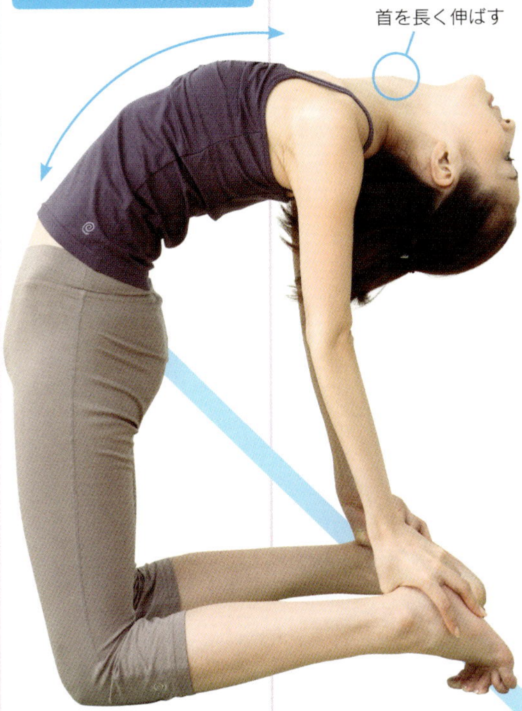

Step5

両手で左右のかかとを掴み、息を吐きながら下腹部を引き締め、吸いながら腰、背筋を伸ばし、胸を引き上げ反らせます。

Step4

息を吸いながら、もう少し後ろに倒し、腰、背筋を伸ばし、胸を引き上げ反らせます。

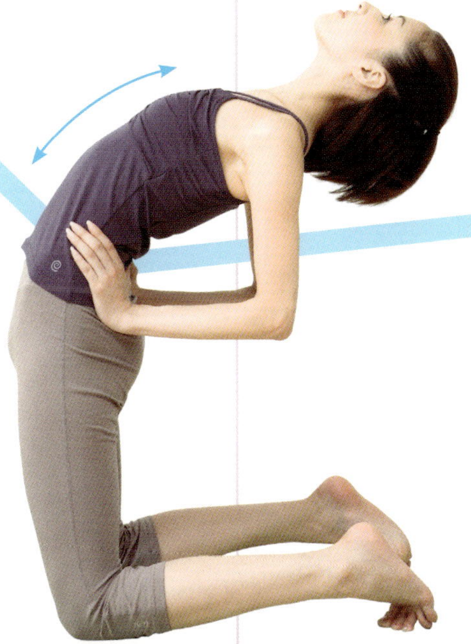

Level2

Step4で完成

Step2を行ってから、
Step1に戻ります。

Program 3

メタボの予防と脱出!

3つの効果

1. 下腹引き締め
2. ウエストを細く
3. 体脂肪を燃焼

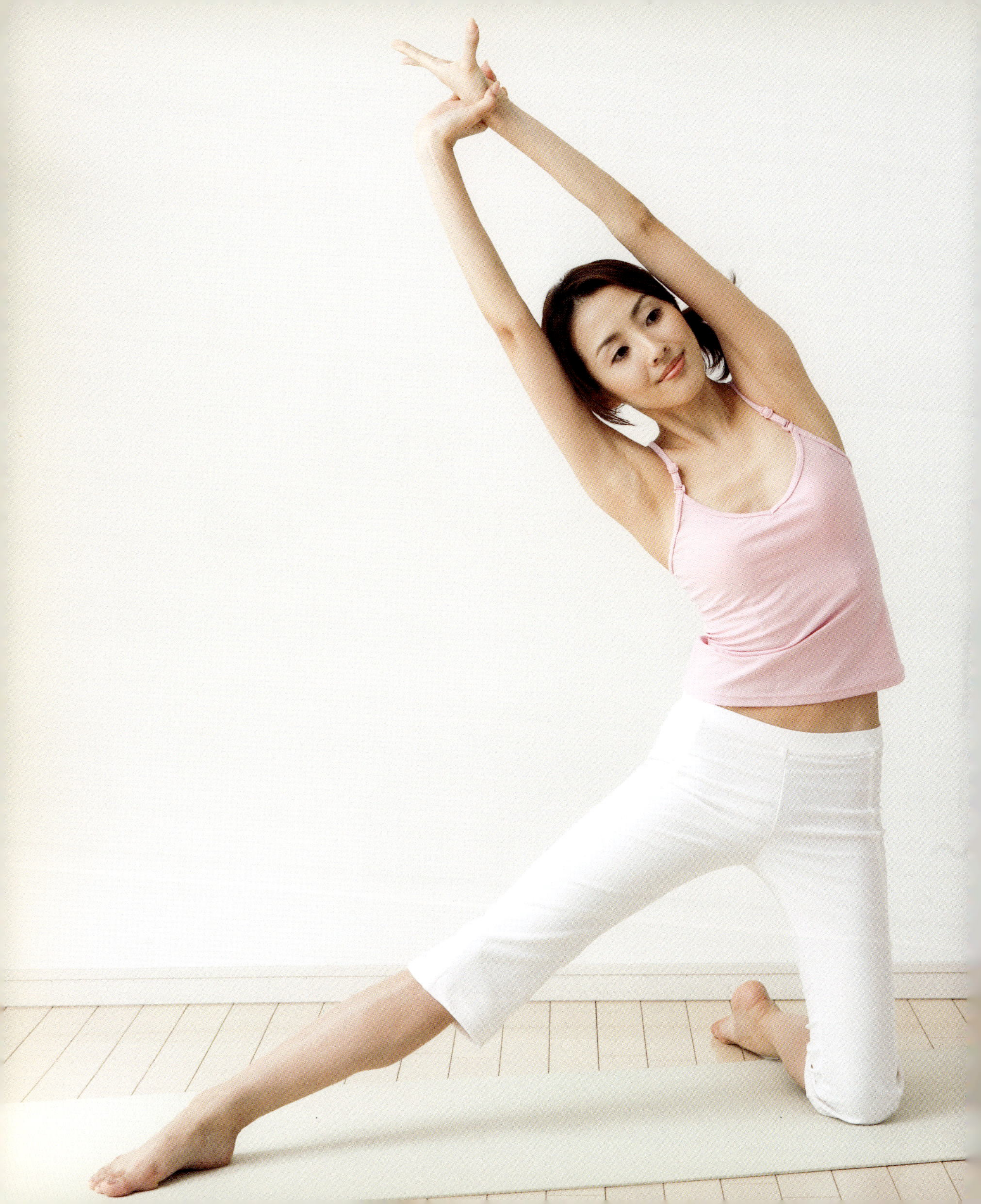

ワニのポーズ

DVD 07

3つの効果	1.下腹引き締め	2.ウエストを細く	3.体脂肪を燃焼

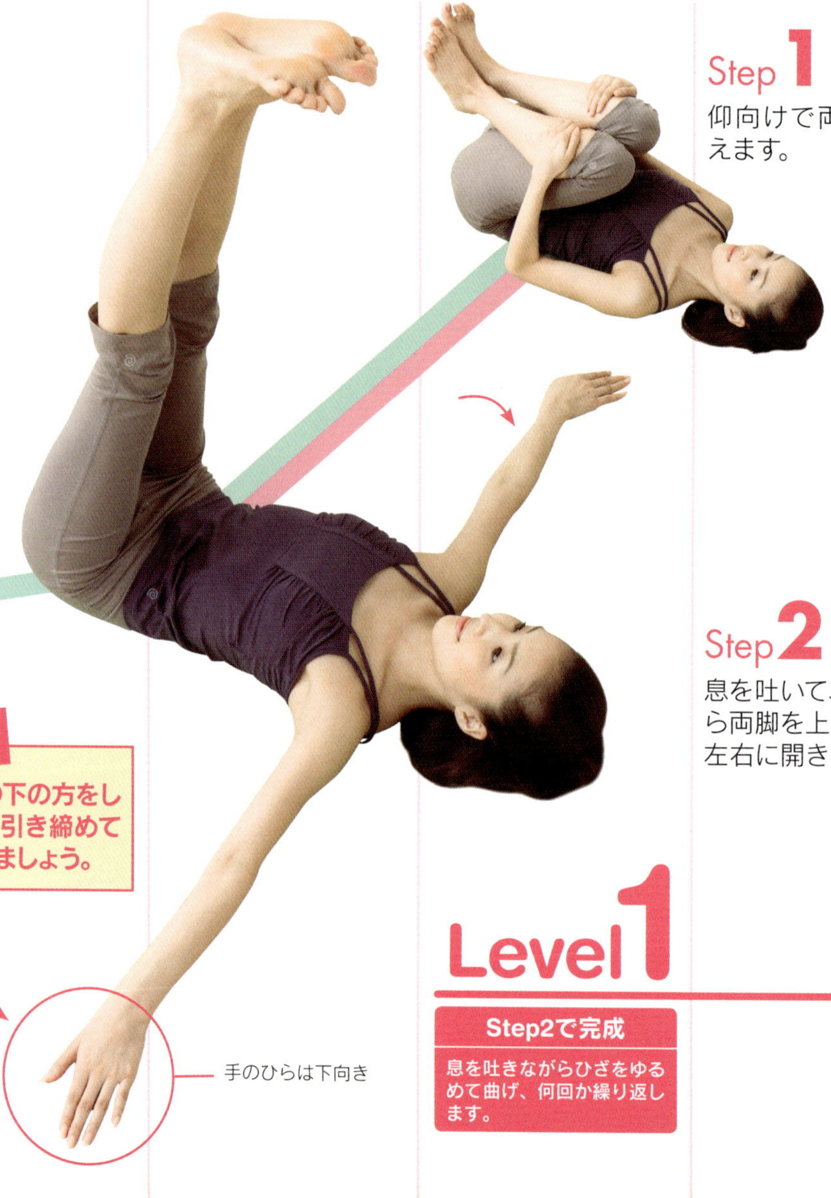

Step 1

仰向けで両ひざを抱えます。

Step 2

息を吐いて、吸いながら両脚を上げ、両手を左右に開きます。

**ビギナー
アドバイス**

下腹部の下の方をしっかりと引き締めてやってみましょう。

Level 1

Step2で完成

息を吐きながらひざをゆるめて曲げ、何回か繰り返します。

このポーズのPOINT お腹の下の方が引き締まるのを感じてみよう!

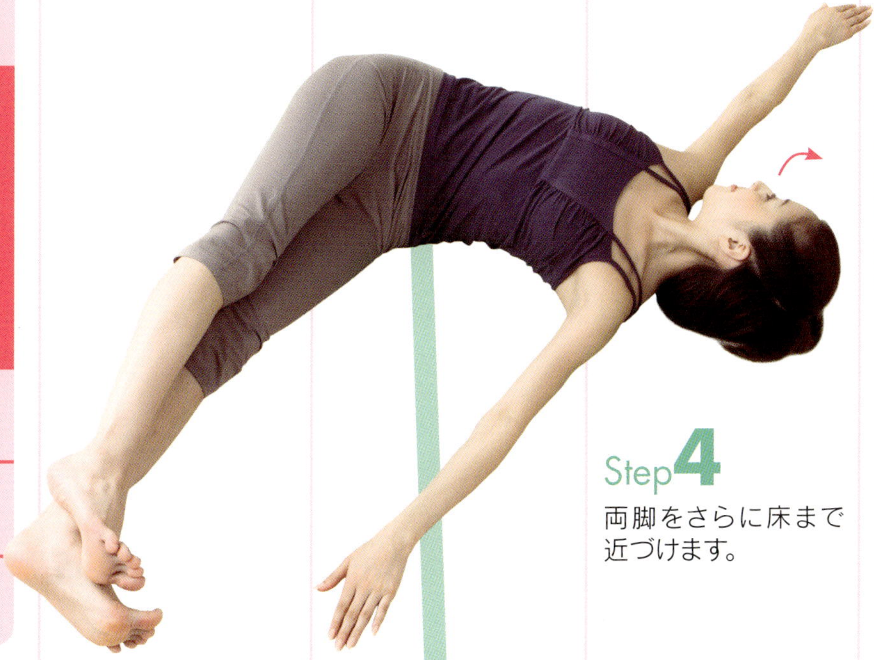

Level3

Step4で完成

息を吐いて吸いながらStep2に戻ります。反対側も同じように行います。

Step4

両脚をさらに床まで近づけます。

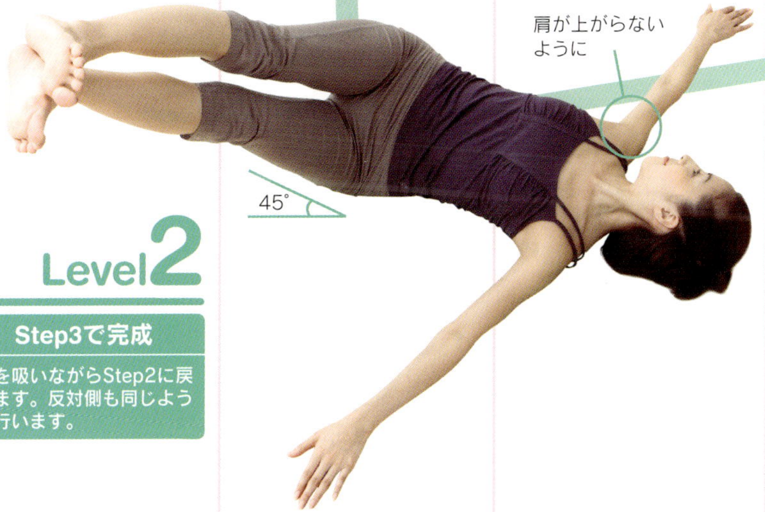

Step3

息を吐きながら両脚を左に倒し(45度ぐらい)、顔を右に向けます。

Level2

Step3で完成

息を吸いながらStep2に戻ります。反対側も同じように行います。

かんぬきのポーズ

DVD 08

3つの効果	1.下腹引き締め	2.ウエストを細く	3.体脂肪を燃焼

このポーズのPOINT

お腹を引き締め、腰、背筋は伸ばそう!

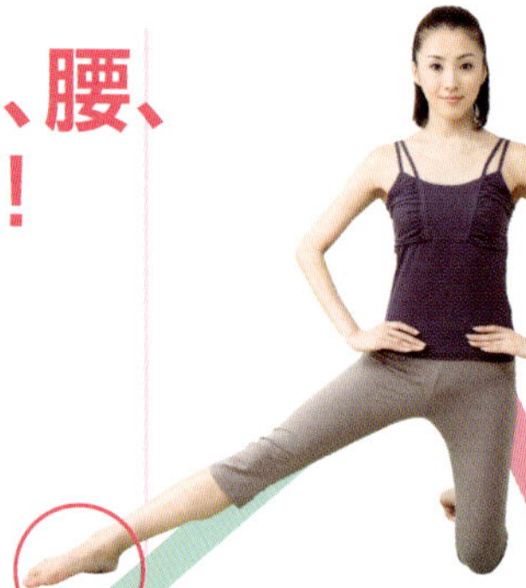
足先は斜め内側
に向ける

Step 1

ひざ立ちになり、両手を腰にあて、右脚を横に伸ばします。

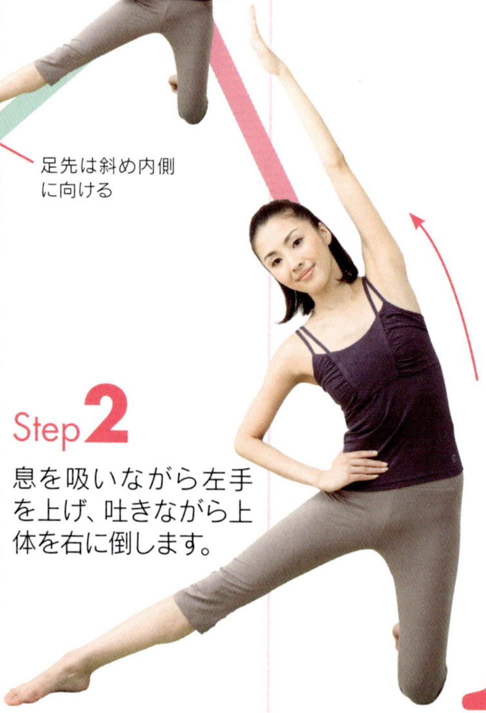

Step 2

息を吸いながら左手を上げ、吐きながら上体を右に倒します。

Level 1

Step2で完成

息を吸いながらStep1に戻ります。反対側も同じように行います。

ビギナー
アドバイス

無理に倒そうとせず、伸ばすような気持ちで行いましょう。

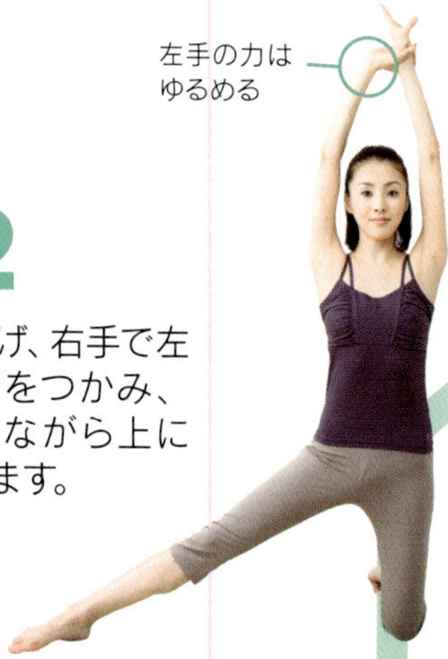
左手の力は
ゆるめる

Step 2

左手を上げ、右手で左手の手首をつかみ、息を吸いながら上に引き上げます。

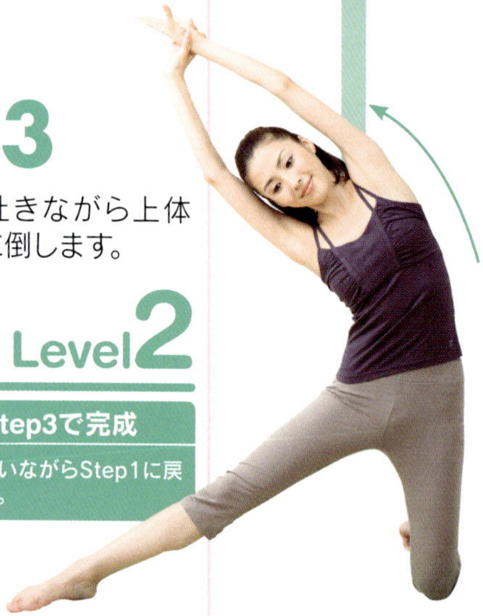

Step 3

息を吐きながら上体を右に倒します。

Level 2

Step3で完成

息を吸いながらStep1に戻ります。

ヒンズー・スクワット

DVD 09

3つの効果	1.下腹引き締め	2.ウエストを細く	3.体脂肪を燃焼

このポーズのPOINT

ひざの角度を調節し、マイペースでOK!

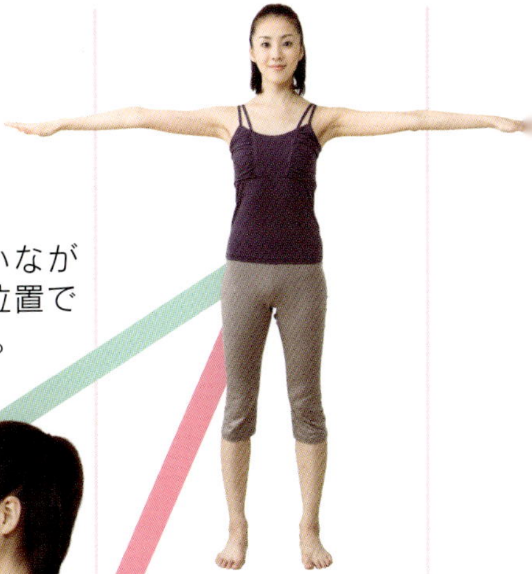

Step 1

息を吐いて吸いながら手を両肩の位置で左右に広げます。

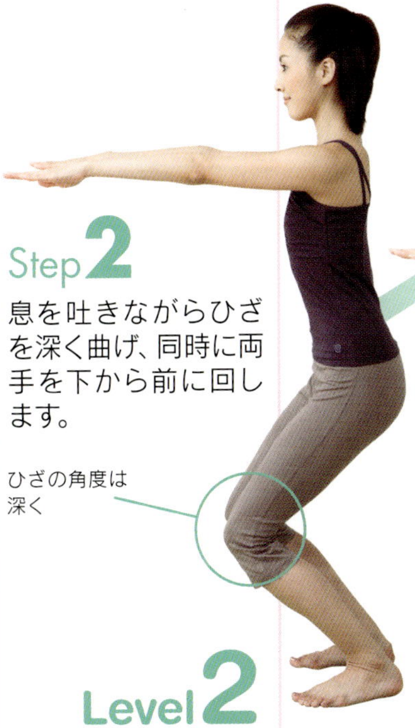

Step 2

息を吐きながらひざを深く曲げ、同時に両手を下から前に回します。

ひざの角度は深く

Level 2

Step2で完成

息を吸いながらStep1に戻り、10回ほど繰り返します。

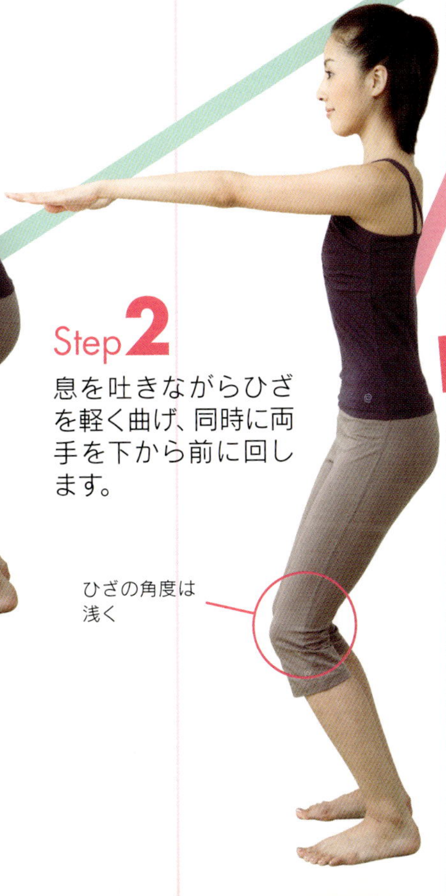

Step 2

息を吐きながらひざを軽く曲げ、同時に両手を下から前に回します。

ひざの角度は浅く

ビギナーアドバイス

無理はせず、回数は少なめから徐々に多くしてみましょう。

Level 1

Step2で完成

息を吸いながらStep1に戻り、10回ほど繰り返します。

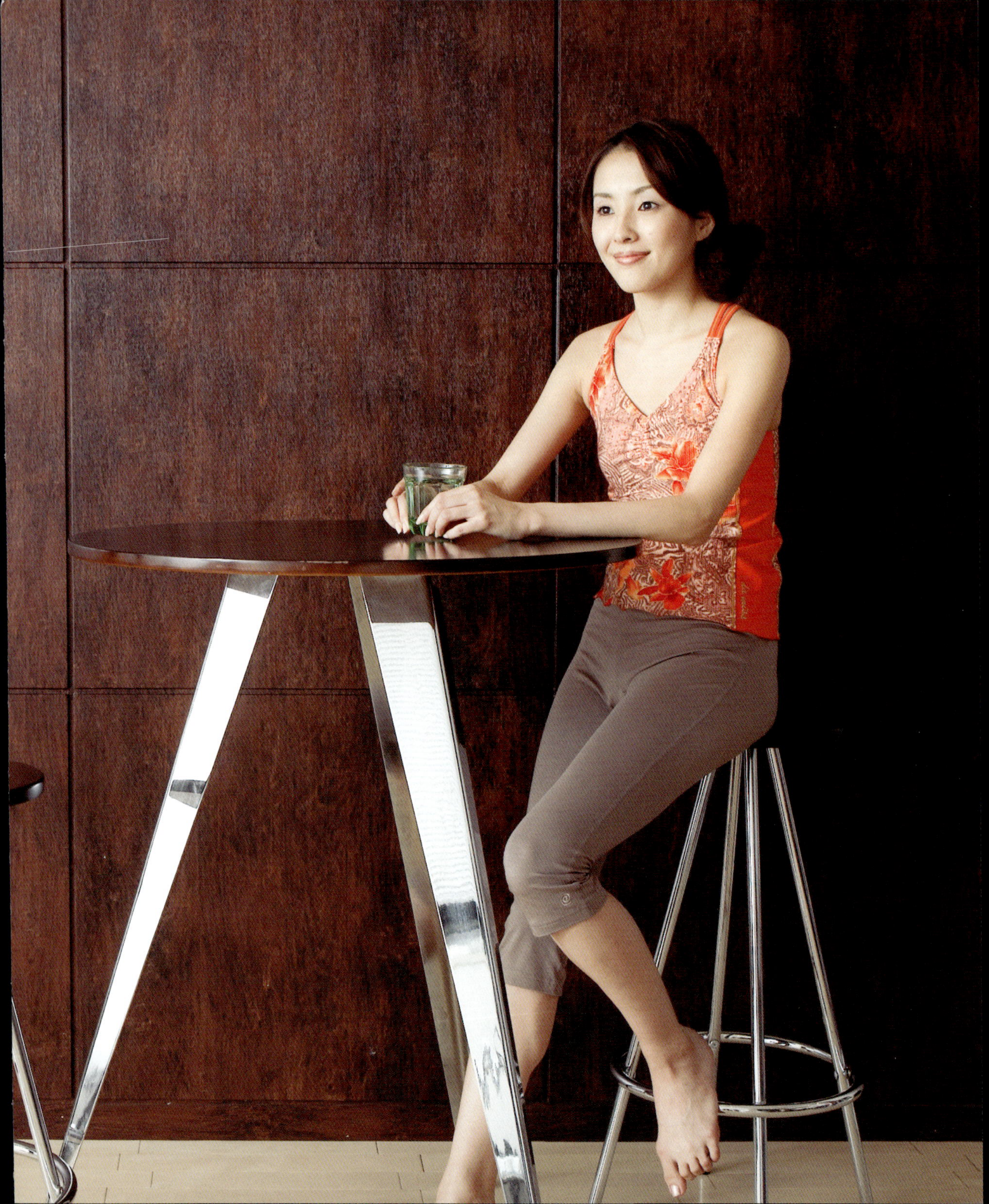

Program 4

骨盤を正しい位置に

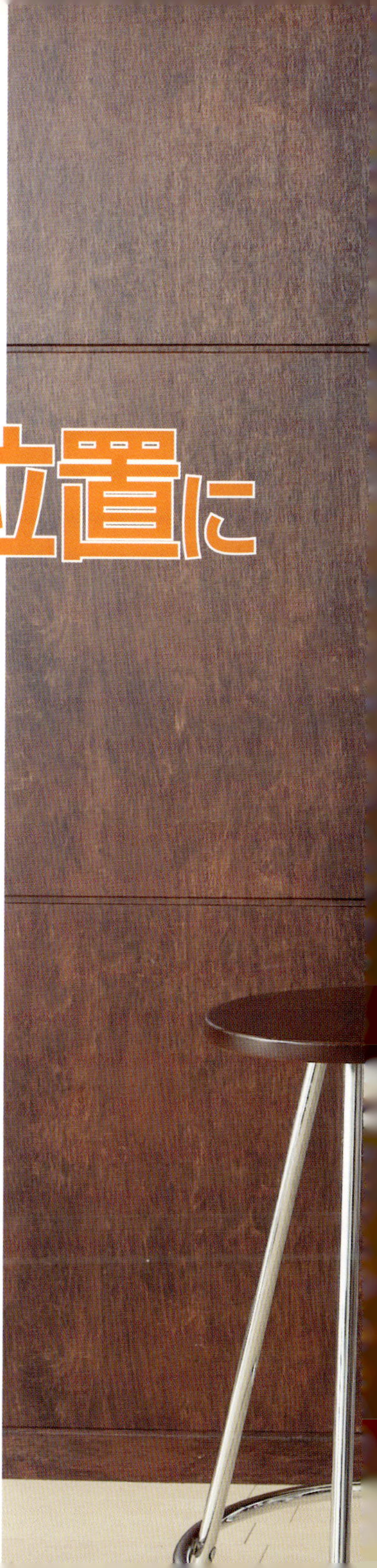

3つの効果

1. 腰痛におすすめ
2. 過食や食欲不振をストップ
3. デトックス効果

足と手のポーズ

DVD 10

3つの効果　1.腰痛におすすめ　2.過食や食欲不振をストップ　3.デトックス効果

このポーズのPOINT
腰から背中の伸びを感じよう！

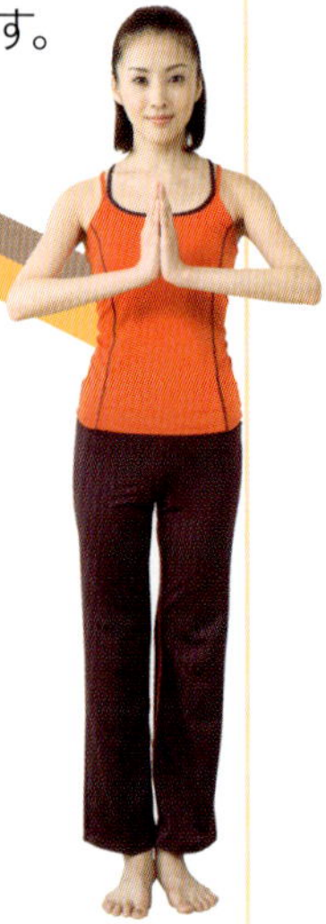

Step 1
両脚をそろえて合掌します。

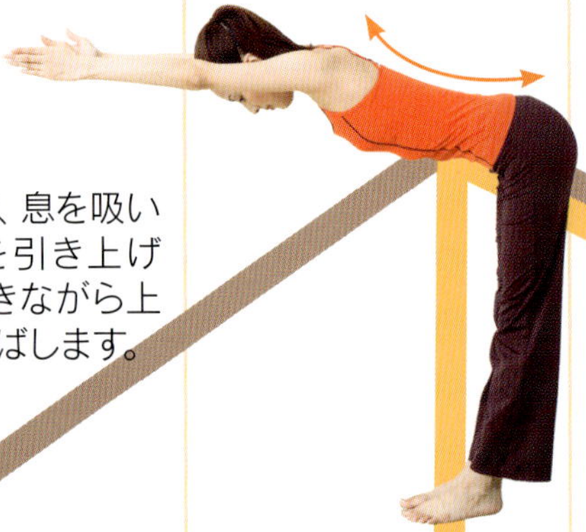

Step 2
両手を上げ、息を吸いながら胸を引き上げて反り、吐きながら上体を前に伸ばします。

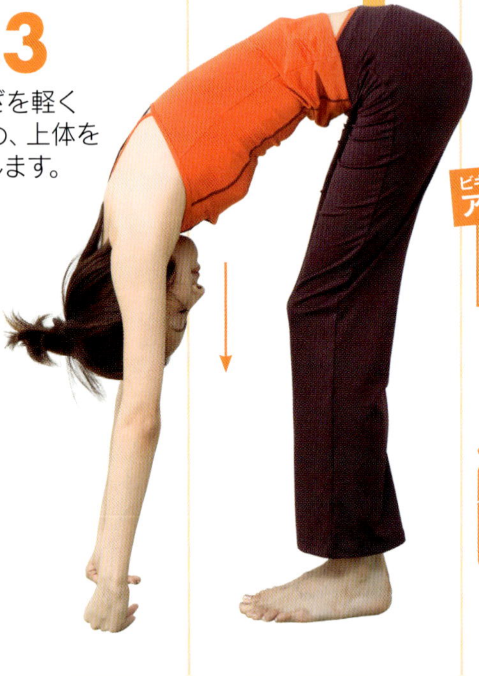

Step 3
両ひざを軽くゆるめ、上体を下ろします。

アドバイス《ビギナー》
首、肩の力を抜きましょう。

Level 1

Step3で完成
倒せるところで止め、ゆっくり呼吸をします。

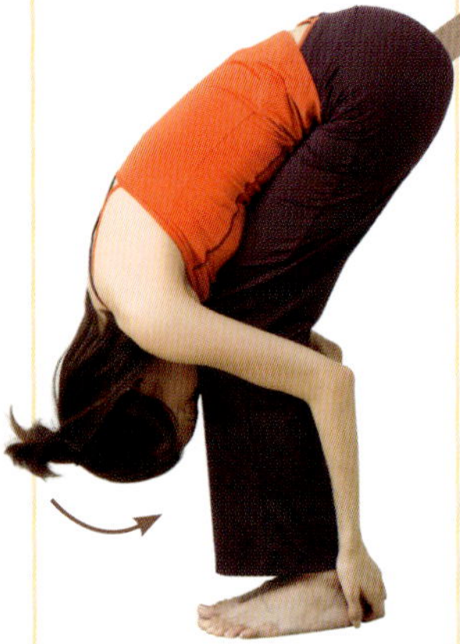

Step 3
上体を下ろし、両ひざを軽くゆるめ、両手は後ろに回し、かかとを持ちます。

Level 2

Step3で完成
上体を太ももに近づけ、ゆっくり呼吸をします。

Program 4　骨盤を正しい位置に

プチワニのポーズ

DVD 11

3つの効果	1.腰痛におすすめ	2.過食や食欲不振をストップ	3.デトックス効果

このポーズのPOINT

腰から背中の伸び、ゆるみを感じよう！

Level1

Step 1

仰向けで右脚を左ももの上に立て、左手の力で、息を吐きながら右ひざを左に倒します。

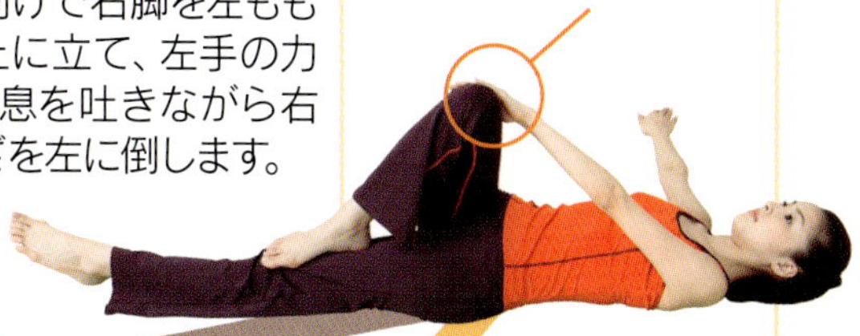

Level1 は、床に折りたたんだ毛布などをおいてから始めよう。

Step 2

息を吸いながら右手を頭の上に伸ばしてから、外側に大きく回し、肩の高さでゆるめます。

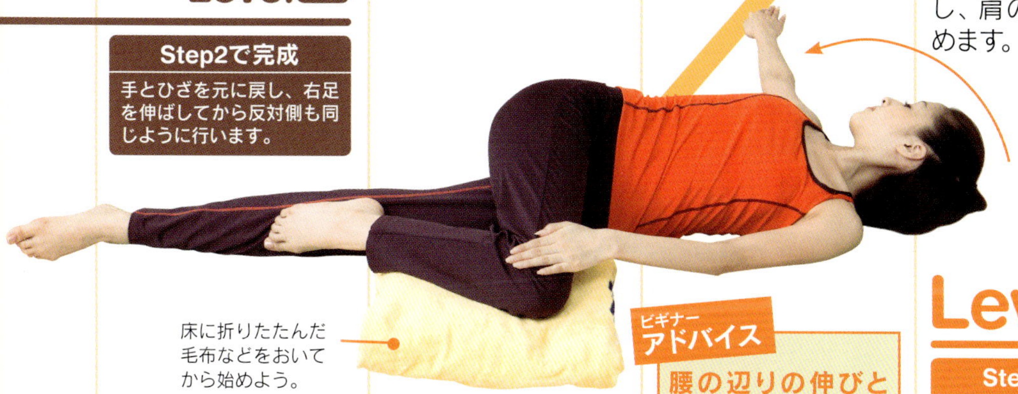

Step2で完成

手とひざを元に戻し、右脚を伸ばしてから反対側も同じように行います。

ビギナー
アドバイス

腰の辺りの伸びとゆるみを感じてみましょう。

Level2

Step 2

息を吸いながら右手を頭の上に伸ばしてから、後ろに大きく回し、肩の高さでゆるめます（動きはLevel.1と同じ）。

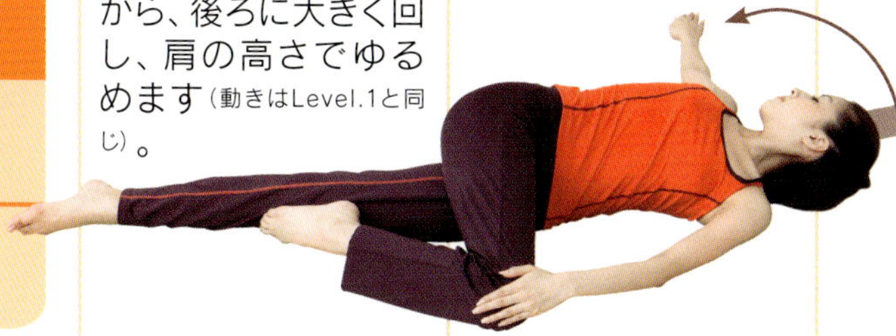

Step2で完成

手とひざを元に戻し、右足を伸ばしてから反対側も同じように行います。

Program 4　骨盤を正しい位置に

立ち木のポーズ

DVD 12

3つの効果	1.腰痛におすすめ	2.過食や食欲不振をストップ	3.デトックス効果

このポーズのPOINT

背中の伸びを感じ集中力を深めよう！

Step 1

両脚をそろえて合掌します。

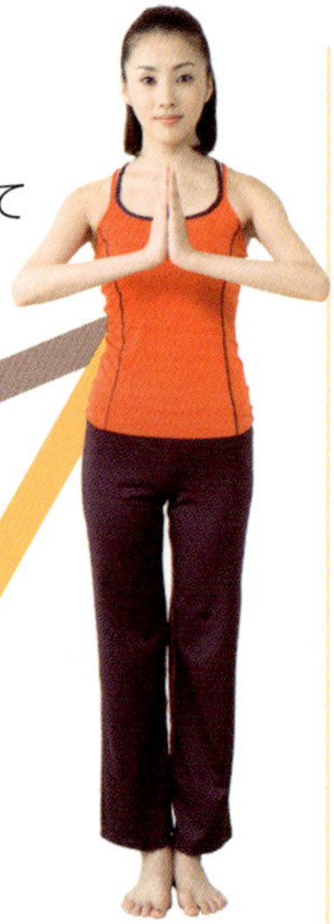

Level 1

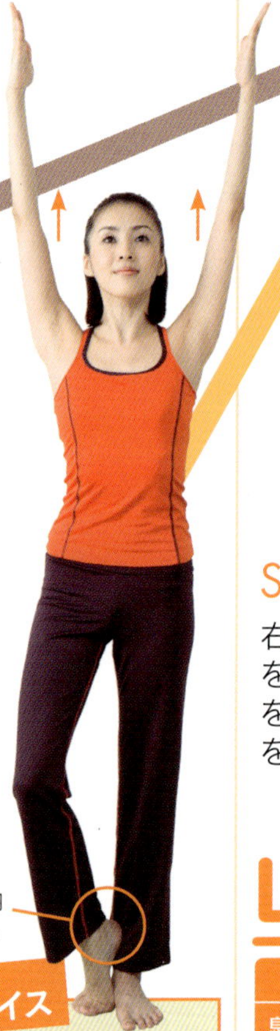

Step 2

右足先を床につけ、息を吸いながら、両手を上げ、背中の伸びを感じます。

ビギナー アドバイス

左脚を力強く伸ばし、床を踏みしめましょう。

Step2で完成

息を吐きながらStep1に戻り、反対側も同じように行います。

Level 2

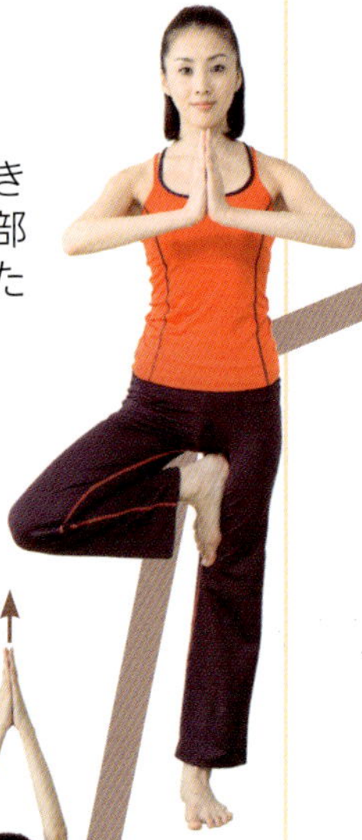

Step 2

右の足裏を手で引き寄せ、左脚内側上部に押しつけて、ふたたび合掌します。

Step2で完成

息を吐きながらStep1に戻り、反対側も同じように行います。

Level 3

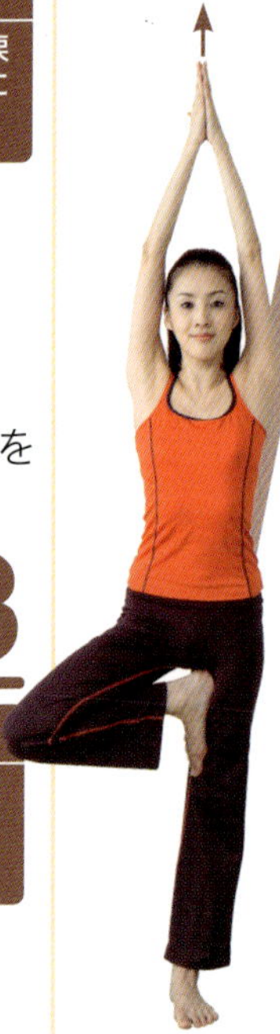

Step 3

合掌した手を上げます。

Step3で完成

息を吐きながらStep1に戻り、反対側も同じように行います。

Program 4 骨盤を正しい位置に

背中を伸ばすポーズ

DVD 13

3つの効果 1.腰痛におすすめ 2.過食や食欲不振をストップ 3.デトックス効果

このポーズのPOINT 心地よい背骨の伸びを感じ、自律神経を調えよう！

Level 1

Step1で完成

息を吸いながら背中を伸ばし、自分のペースで何回か繰り返します。

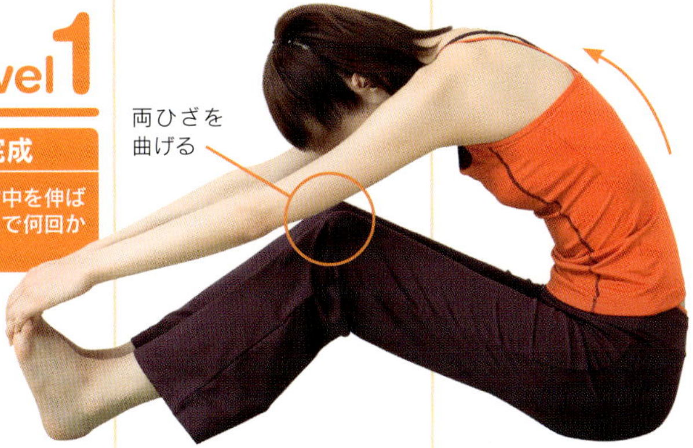

Step 1

両手で足先を持ち、息を吐きながら背中を丸くし、腰を後ろに引きます。

ビギナーアドバイス

背中を伸ばすときは、両手が伸びきるようにしましょう。

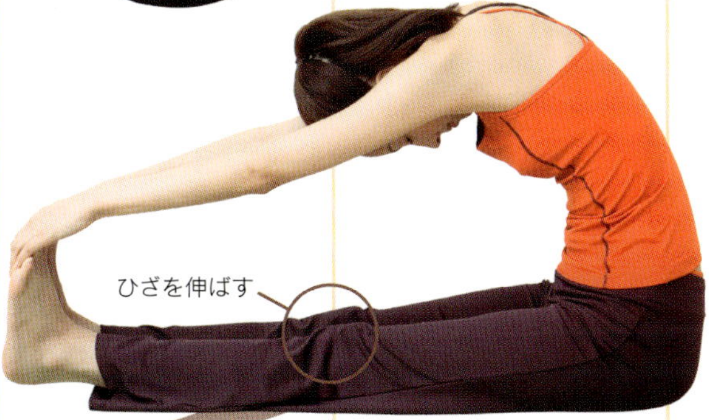

Level 3

Step2で完成

ゆっくり呼吸を続けます。

Step 2

息を吸いながら背中を伸ばし、そのまま倒せるところまで倒します。

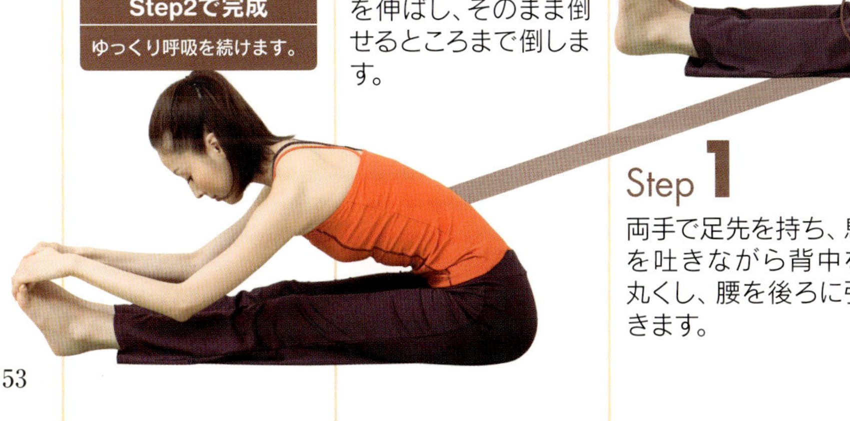

Step 1

両手で足先を持ち、息を吐きながら背中を丸くし、腰を後ろに引きます。

Level 2

Step1で完成

息を吸いながら背中を伸ばし、自分のペースで何回か繰り返します。

Program 4　骨盤を正しい位置に

赤ちゃんのポーズ

DVD 14

3つの効果　**1.**腰痛におすすめ　**2.**過食や食欲不振をストップ　**3.**デトックス効果

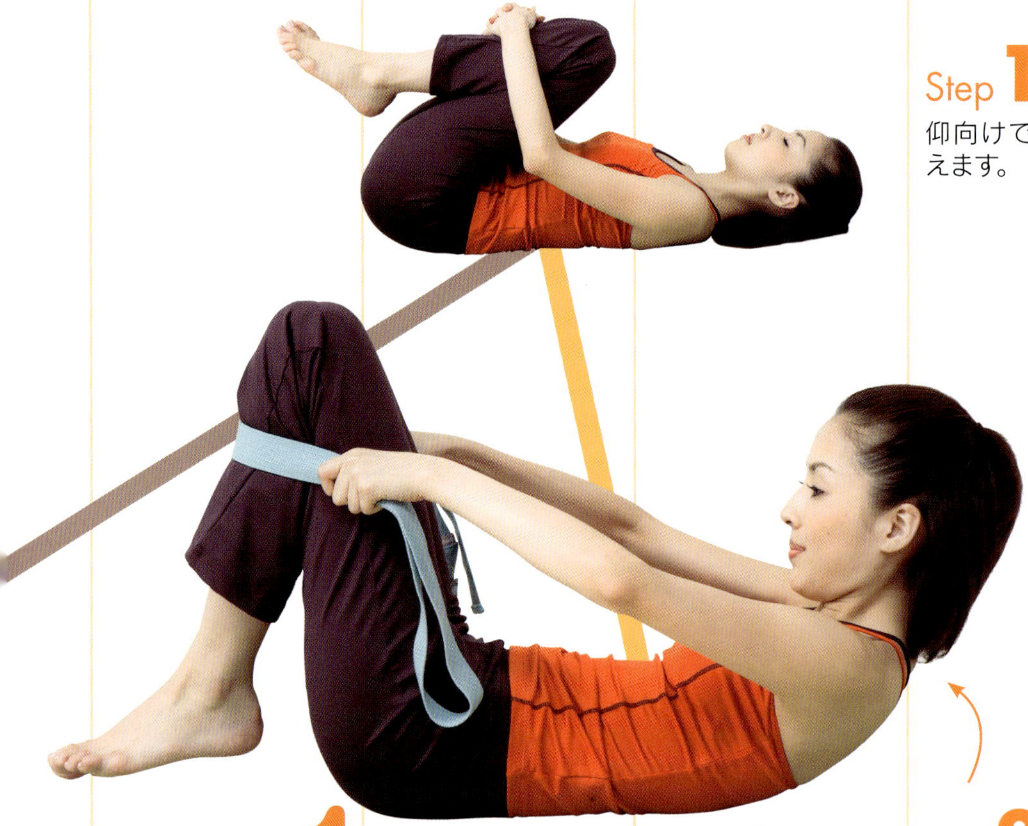

Step 1

仰向けで両ひざを抱えます。

Step 2

手が届きにくい場合は、ベルトを両ひざにかけ、息を吐きながら上体を起こします。

アドバイス《ビギナー》

引き上げるとき、下腹部を引き締めると、首の力をたくさん使わなくてすみます。

Level 1

Step2で完成

呼吸しながらしばらく静止、上体を床に戻します

このポーズのPOINT
内臓を刺激し その働きを とり戻そう！

Level2

Step3で完成

しばらく静止します。
（Level1と同じ）

Step3

ひたいをひざに近づけます。

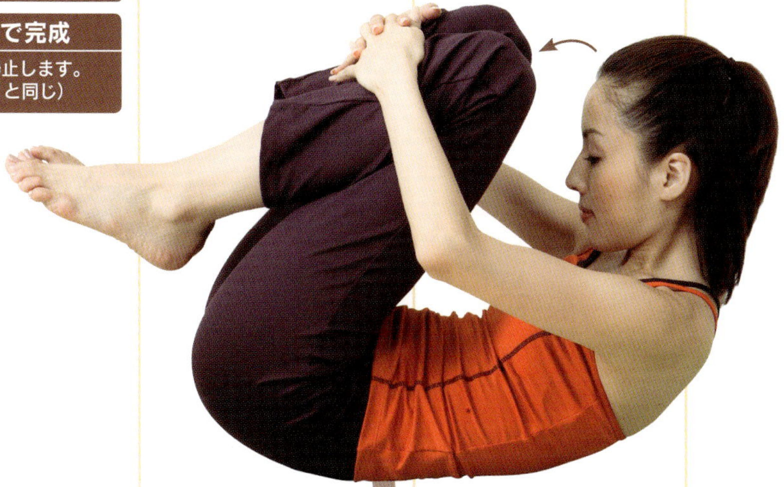

Step2

息を吐きながら上体を起こします。

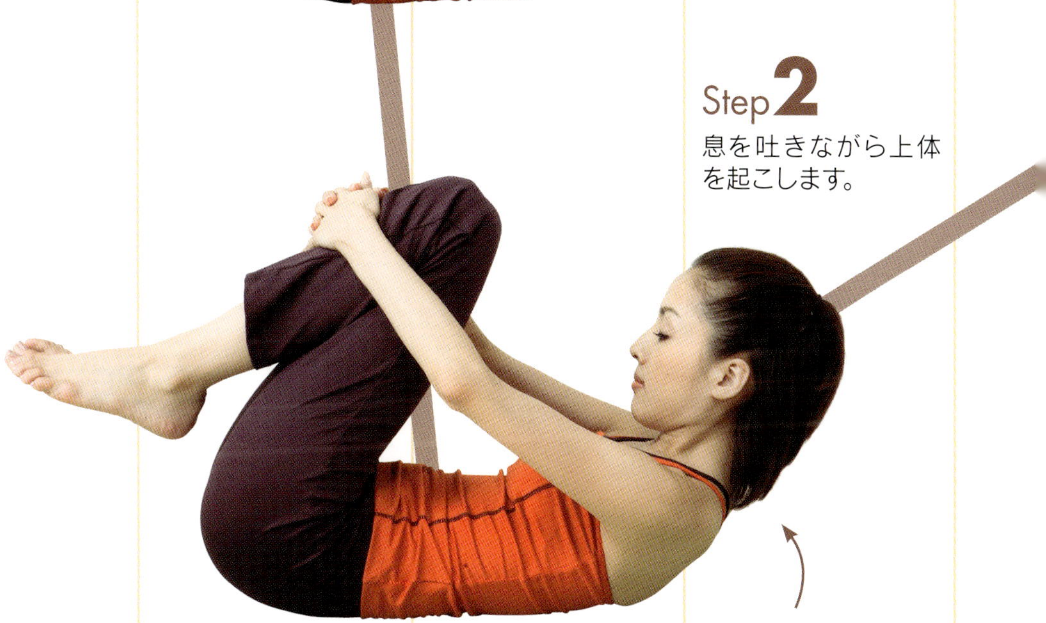

Program 5

美しい立ち姿になる

3つの効果

1. 姿勢がよくなる
2. 脚を細くする
3. 背筋がスッキリ!

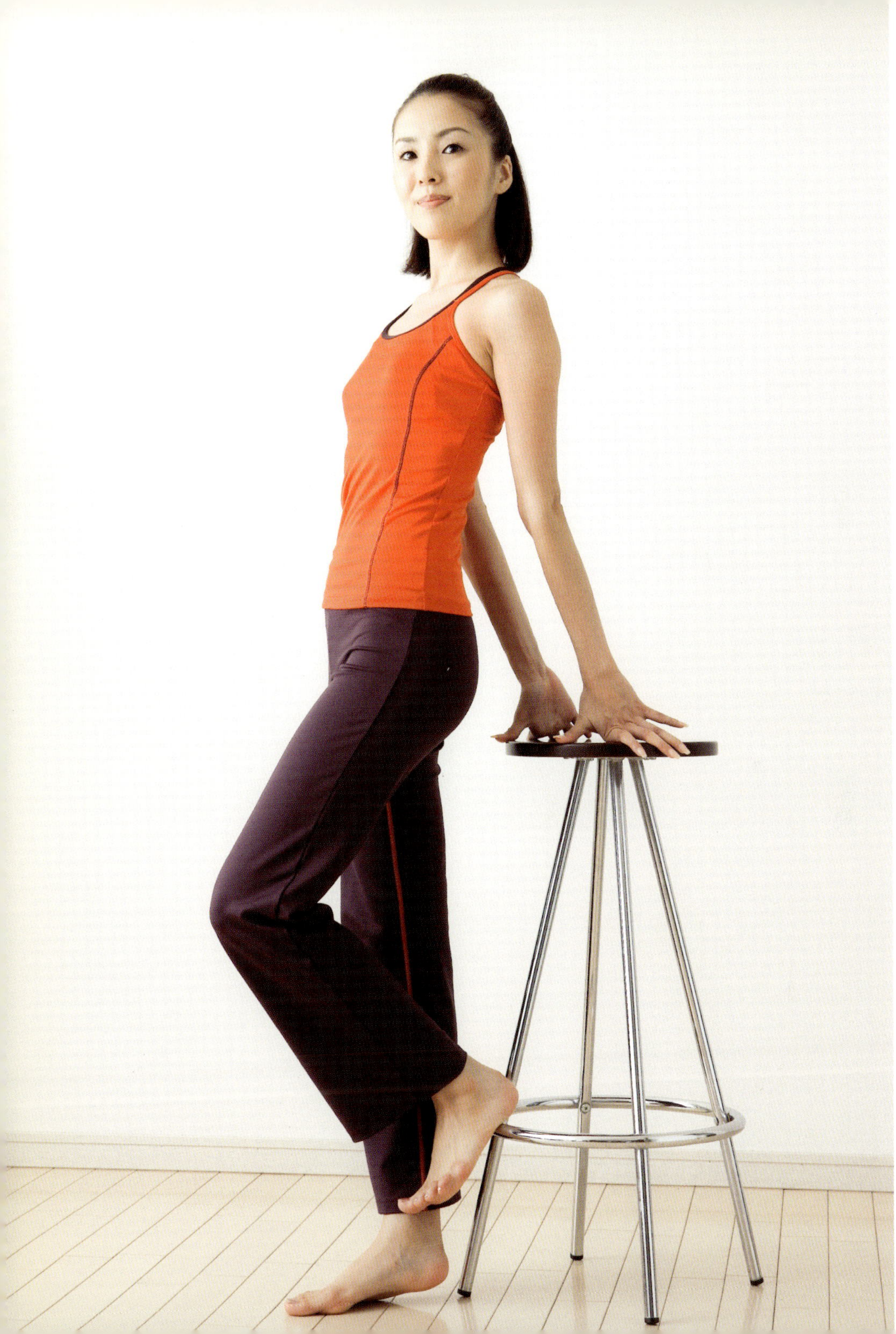

コブラのポーズ

DVD 15

3つの効果　1.姿勢がよくなる　2.脚を細くする　3.背筋がスッキリ！

Step 1

うつ伏せになり、肩の位置に両手を置き、ひじを体にそわせて上体を上げます。

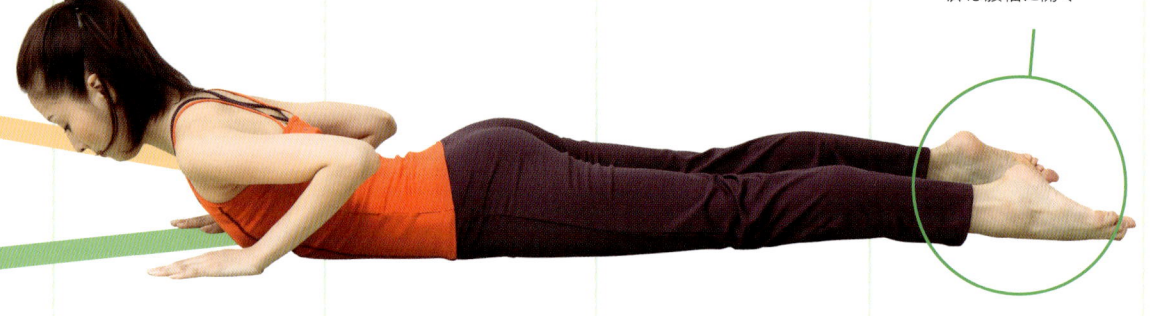

このポーズのPOINT

腰から頭頂まで伸ばしスッキリしよう！

Level 2

Step2で完成

両ひじが直角に曲がるほどの角度で止めます。

Step 2

息を吐いて下腹部を引き締め、息を吸いながら腰から背中を伸ばし持ち上げます。

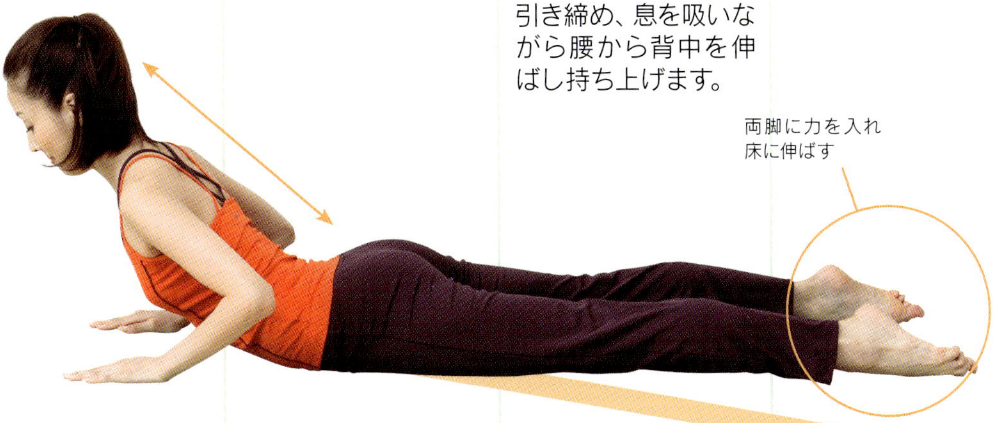
両脚に力を入れ
床に伸ばす

Step 2

上体を少し持ち上げ、両ひじを肩の真下に置きます。

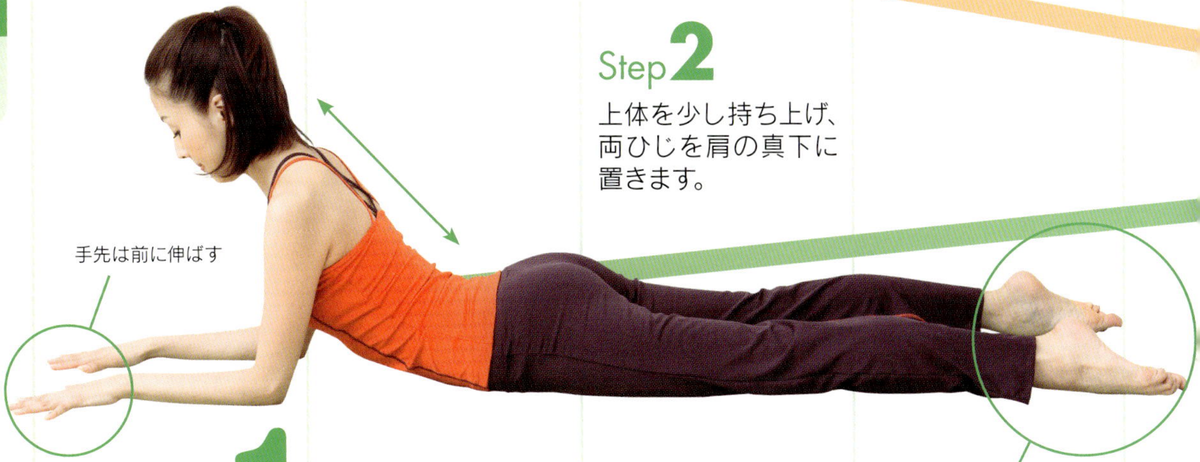
手先は前に伸ばす
両脚に力を入れ
床に伸ばす

Level 1

Step2で完成

息を吐いて下腹を引き締め、吸いながら上体を長く伸ばします。

ビギナーアドバイス

上体を反らすのではなく、腰から頭まで伸ばしましょう。

Program 5　美しい立ち姿になる

片脚伸ばしのポーズ

DVD 16

3つの効果	1.姿勢がよくなる	2.脚を細くする	3.背筋がスッキリ！

このポーズのPOINT

脚が引き締まるのを感じよう！

Level2

Step2で完成

右脚を中央に戻し、反対側も同じように行います。

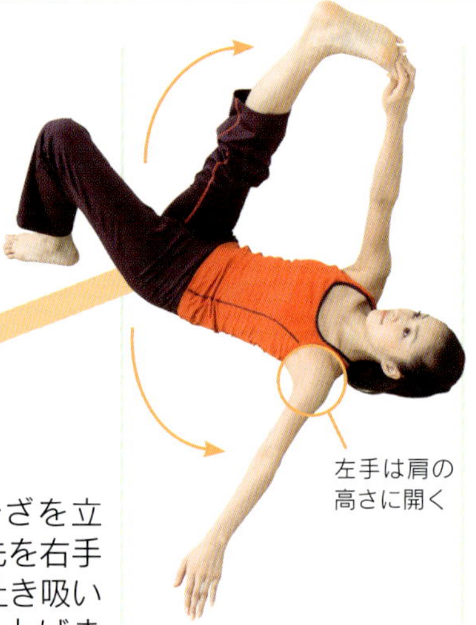

左手は肩の
高さに開く

Step 1

仰向けで両ひざを立てます。右足先を右手で持ち、息を吐き吸いながら右脚を上げます。（DVDの映像のように両手で持ってもいいでしょう。）

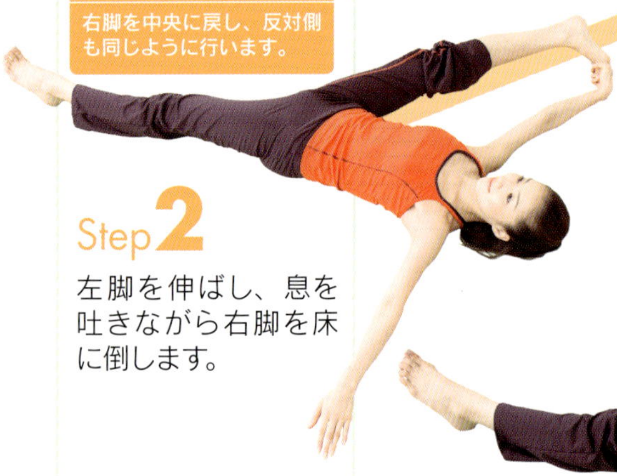

Step 2

左脚を伸ばし、息を吐きながら右脚を床に倒します。

Level1

Step1で完成

右脚を中央に戻し、床に伸ばします。左脚も同じように行います。

Step 1

仰向けで両ひざを立てます。ベルトを右足にかけて持ち、息を吐き吸いながら右脚を上げ、左手を開きます。左ひざを伸ばし、息を吐きながら右脚を右に倒します。

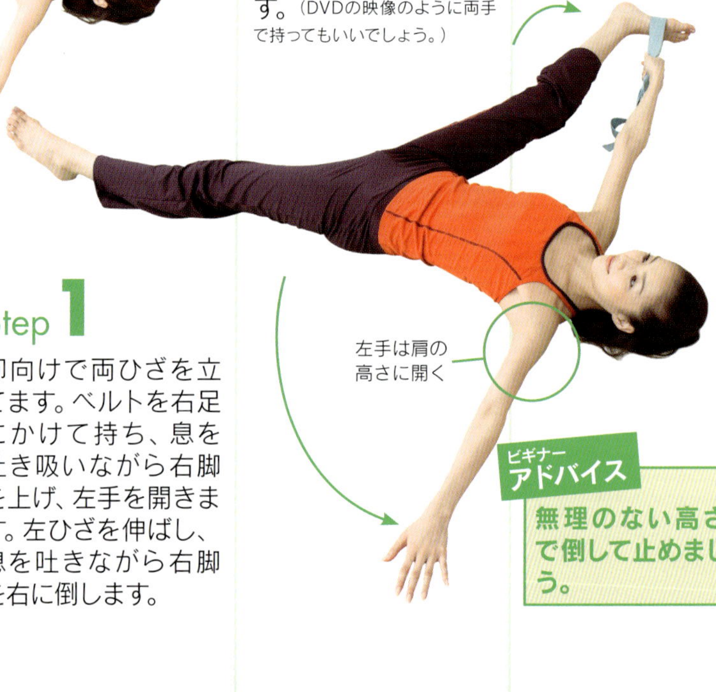

左手は肩の
高さに開く

ビギナーアドバイス

無理のない高さまで倒して止めましょう。

Program 5　美しい立ち姿になる

ヤシの木のポーズ

DVD 17

3つの効果	1.姿勢がよくなる	2.脚を細くする	3.背筋がスッキリ！

このポーズのPOINT

脚が伸び、ふくらはぎスッキリ！

Level 1

Step1で完成

息を吸って吐きながらかかとを床に戻し、自分のペースで何回か繰り返します。

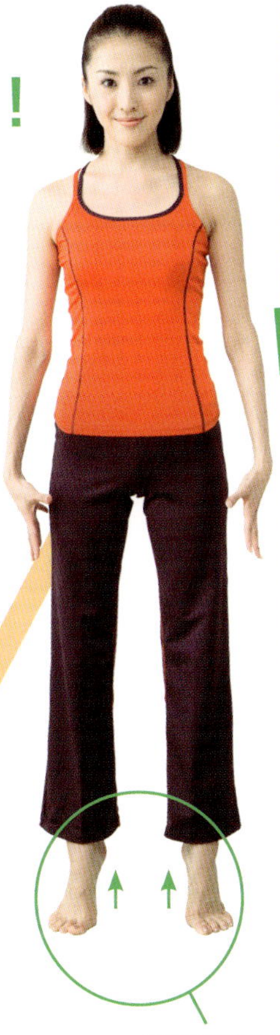
両脚は腰幅に
開く

Step 1

息を吐いてつま先立ちになり、両手の指を開きます。

ビギナー
アドバイス

つま先立ちのときは、下腹部の下の方、太ももの内側を引き締めましょう。

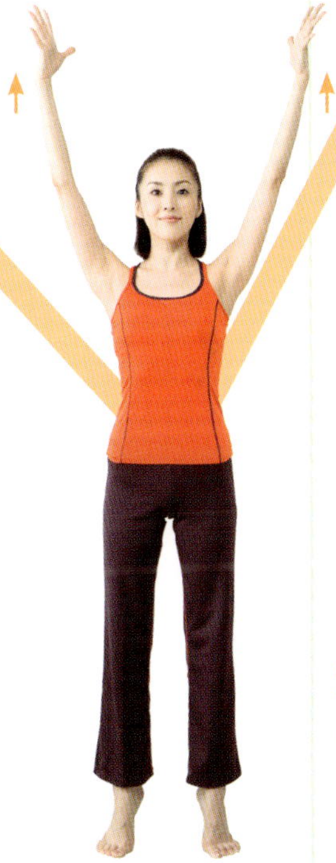

Step 2

息を吸いながら両手を上げます。

Level 2

Step3で完成

両手を下ろしたら、かかとも床につけます。

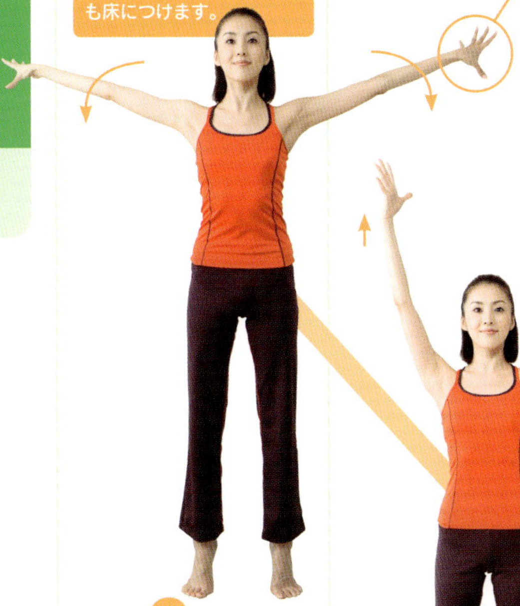
指を大きく開く

Step 3

息を吐きながら肩を後ろに引き寄せながら両手を回して下ろします。

Program 5　美しい立ち姿になる

三日月のポーズ

DVD 18

3つの効果	1.姿勢がよくなる	2.脚を細くする	3.背筋がスッキリ！

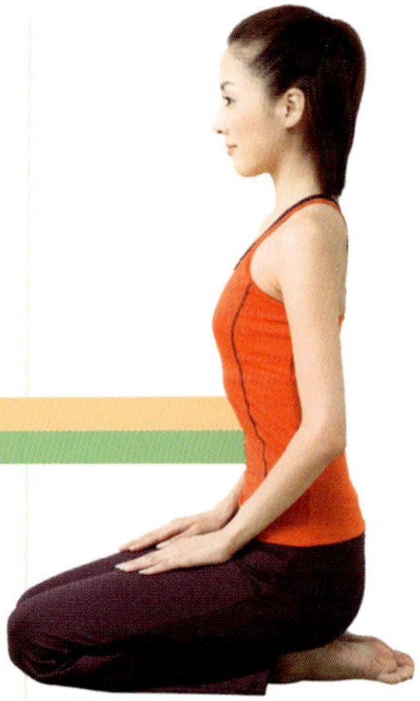

Step 1

正座になります。

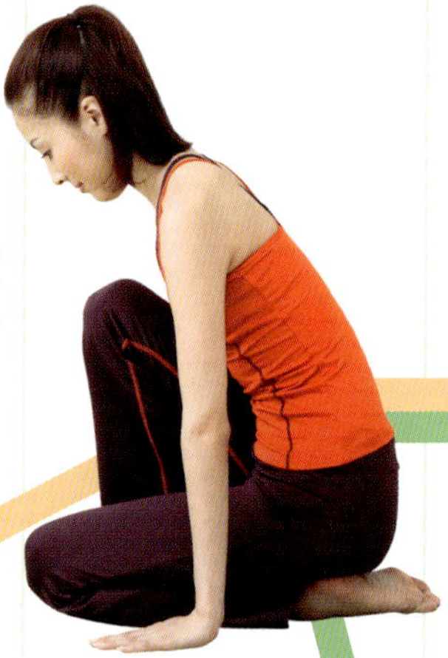

Step 2

両手をひざの外側に置き、右脚を立てます。

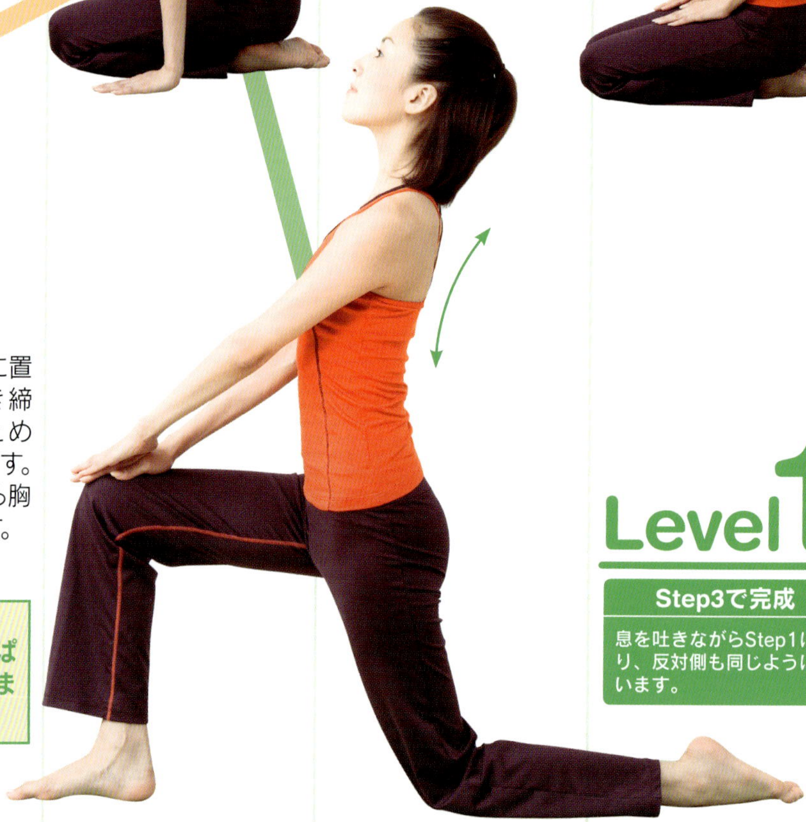

Step 3

片手ずつひざの上に置き、下腹部を引き締め、左脚をひかえめに後ろに伸ばします。息を吐き吸いながら胸を引き上げ反ります。

ビギナーアドバイス

両手を少しつっぱり背中を伸ばしましょう。

Level 1

Step3で完成

息を吐きながらStep1に戻り、反対側も同じように行います。

このポーズのPOINT

背筋を気持ちよく伸ばそう！

Level3

Step4で完成

息を吐きながらStep1に戻り、反対側も同じように行います。

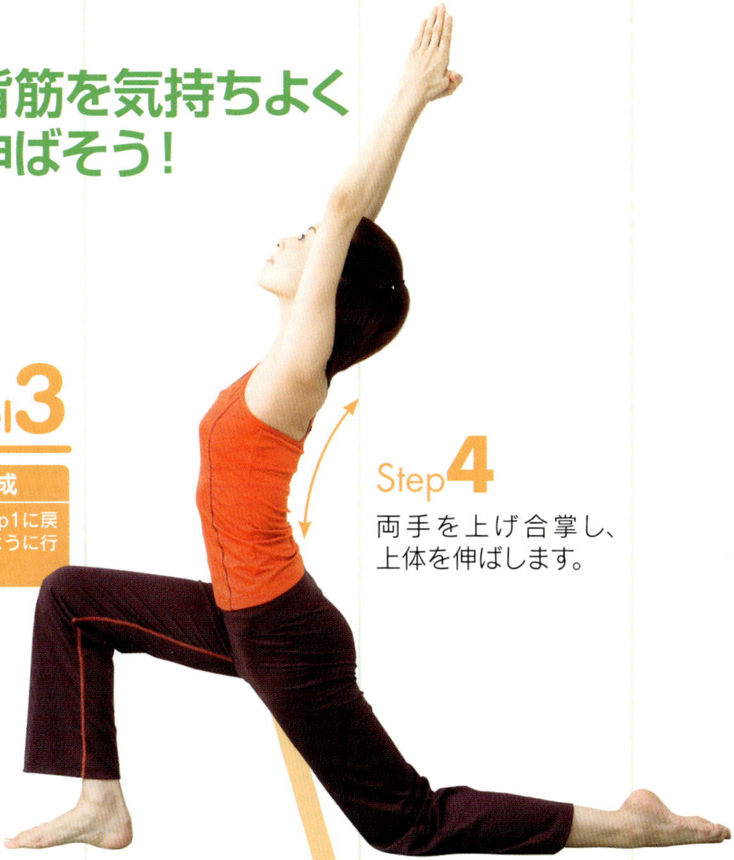

Step4

両手を上げ合掌し、上体を伸ばします。

Level2

Step3で完成

息を吐きながらStep1に戻り、反対側も同じように行います。

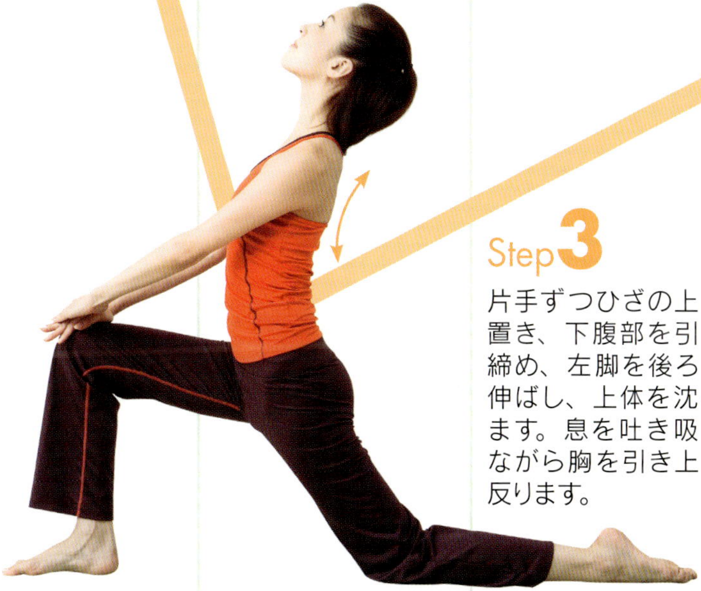

Step3

片手ずつひざの上に置き、下腹部を引き締め、左脚を後ろに伸ばし、上体を沈めます。息を吐き吸いながら胸を引き上げ反ります。

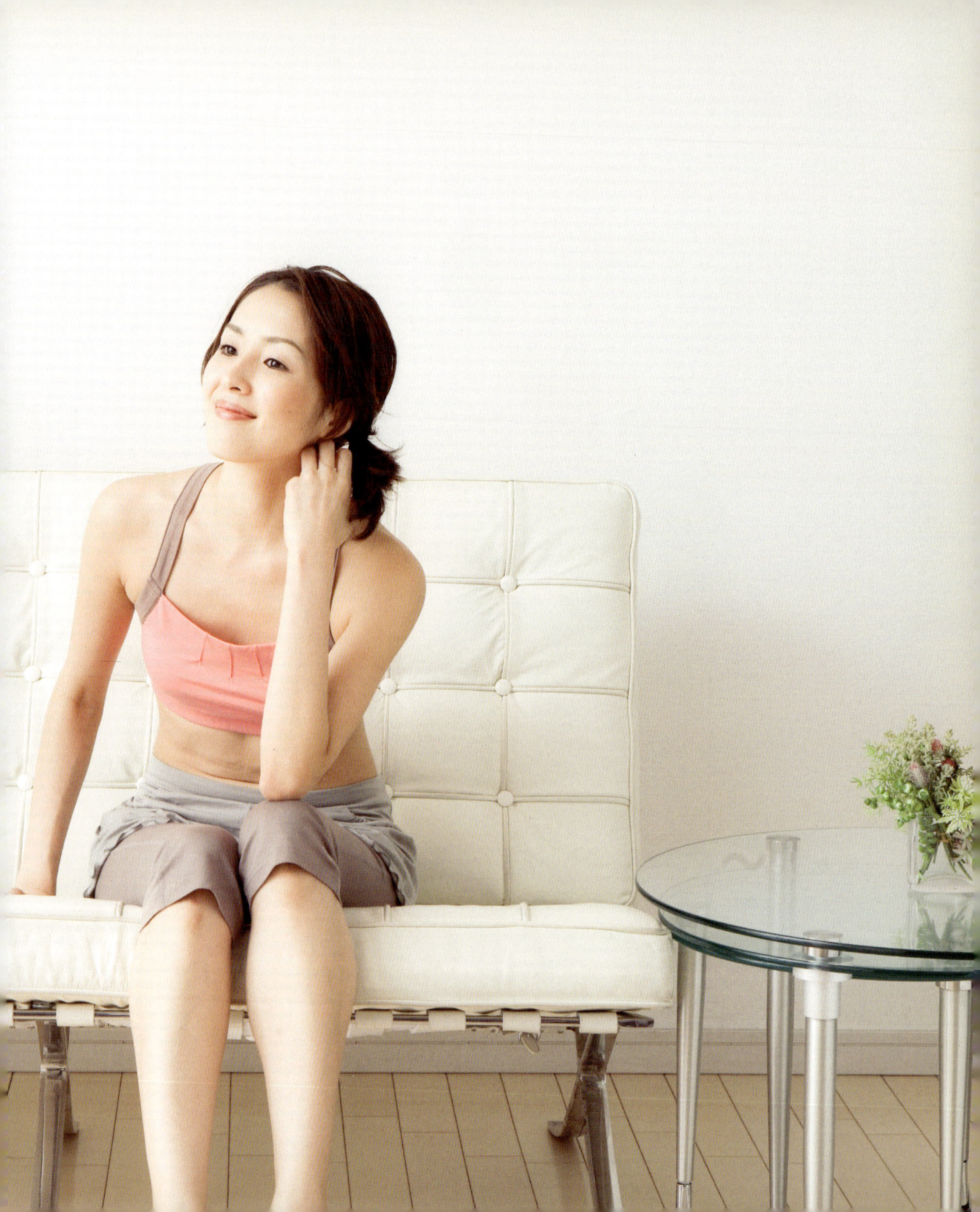

Program 6

心を元気にする

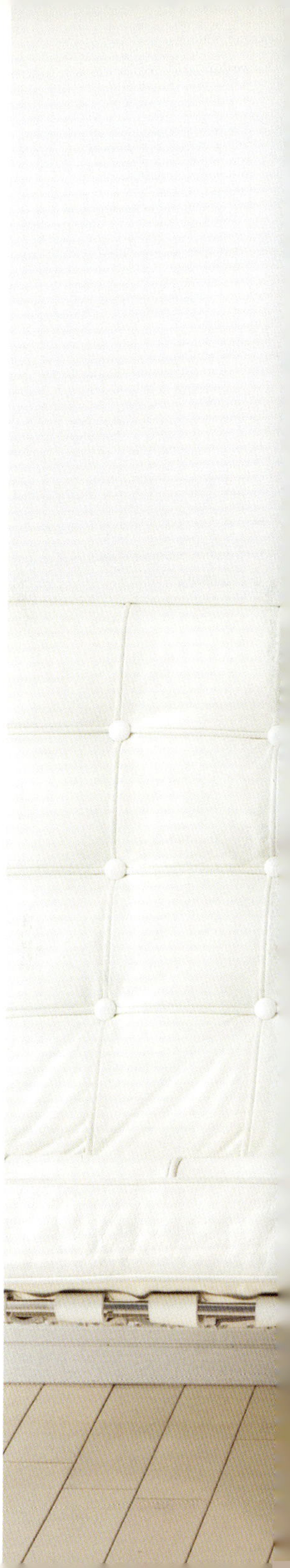

3つの効果

1. やる気がアップ
2. 気分爽快！
3. 集中力・記憶力回復

Program 6　心を元気にする

押し上げのポーズ

DVD 19

3つの効果　1.やる気がアップ　2.気分爽快！　3.集中力・記憶力回復

Step 1

左右の指を組み、合掌します。

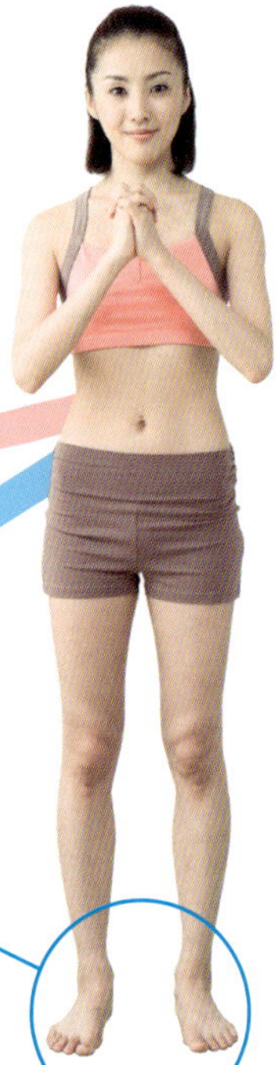

両脚は腰幅に開く

Step 2

息を吐き吸いながら両手を上げ、吐きながら裏返し、上体を右に倒します。吸いながら上体を中央に戻し、吐きながら左にも倒します。

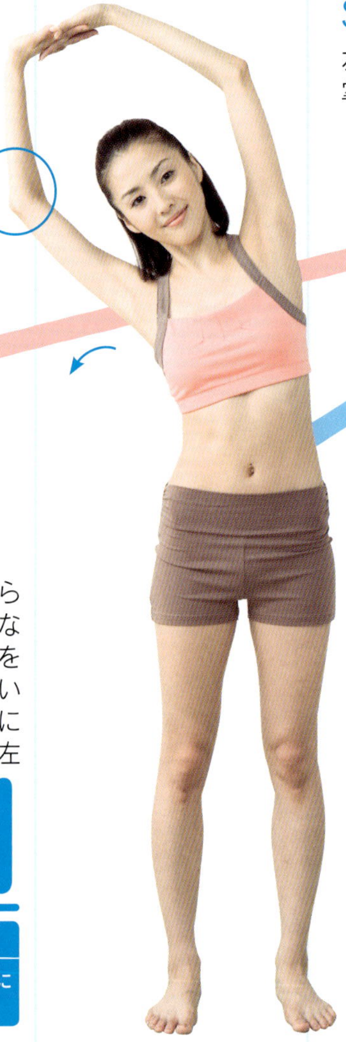

ひじはゆるめたままで OK

ビギナー
アドバイス

ももの内側を少し引き締めると足の強さが増します。

Level 1

Step2で完成

息を吐きながら、Step 1 に戻ります。

Level2

Step2

息を吐き吸いながら両手を上げ、吐きながら裏返し、腕を伸ばします。

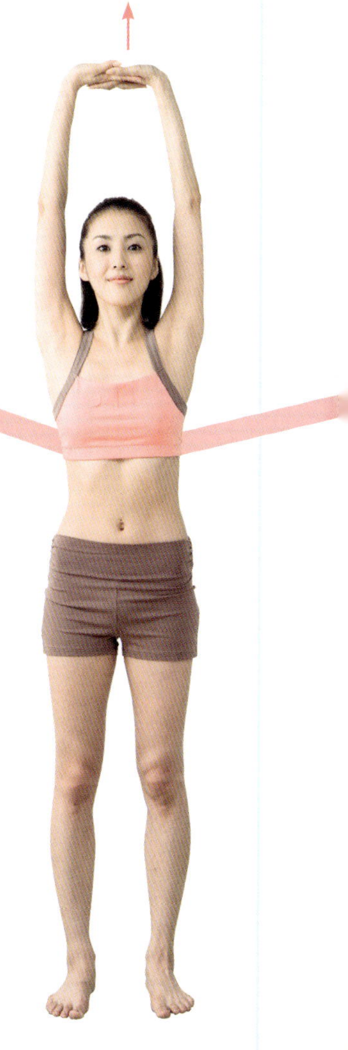

Step3

息を吸って吐きながら上体を右に倒します。吸いながら上体を中央に戻し、吐きながら左にも倒します。

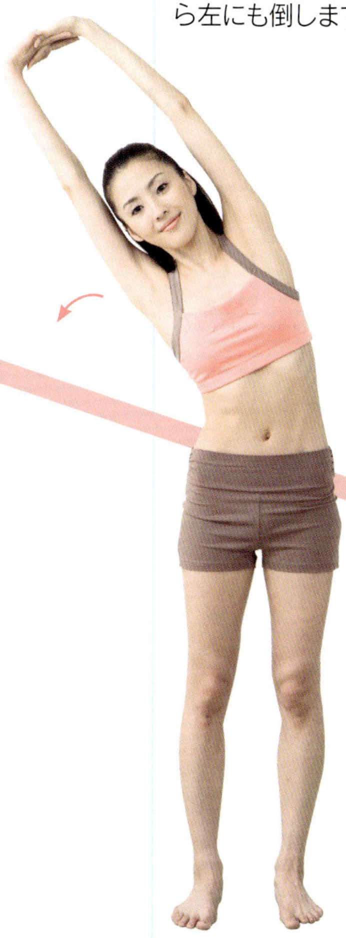

Step4

息を吸いながら胸を引き上げ、両手を後ろに引きます。

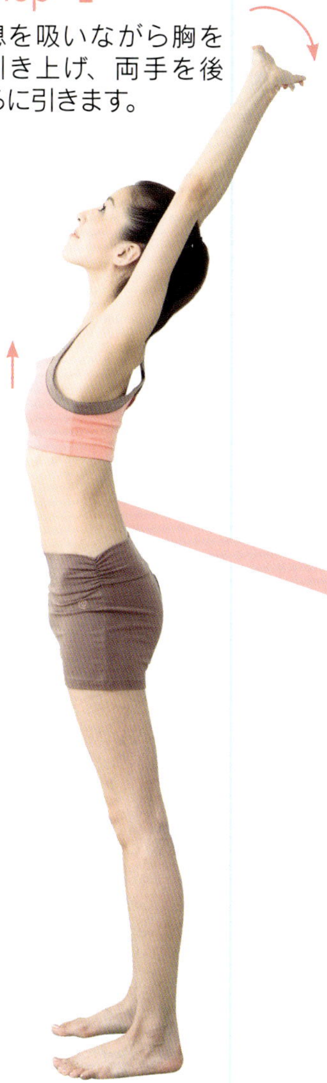

Step4で完成

息を吐きながら、Step1に戻ります。

このポーズのPOINT

背筋を伸ばし、胸を広げよう！

英雄のポーズ

DVD 20

3つの効果	1.やる気がアップ	2.気分爽快！	3.集中力・記憶力回復

このポーズのPOINT
心の広がりを感じてみよう！

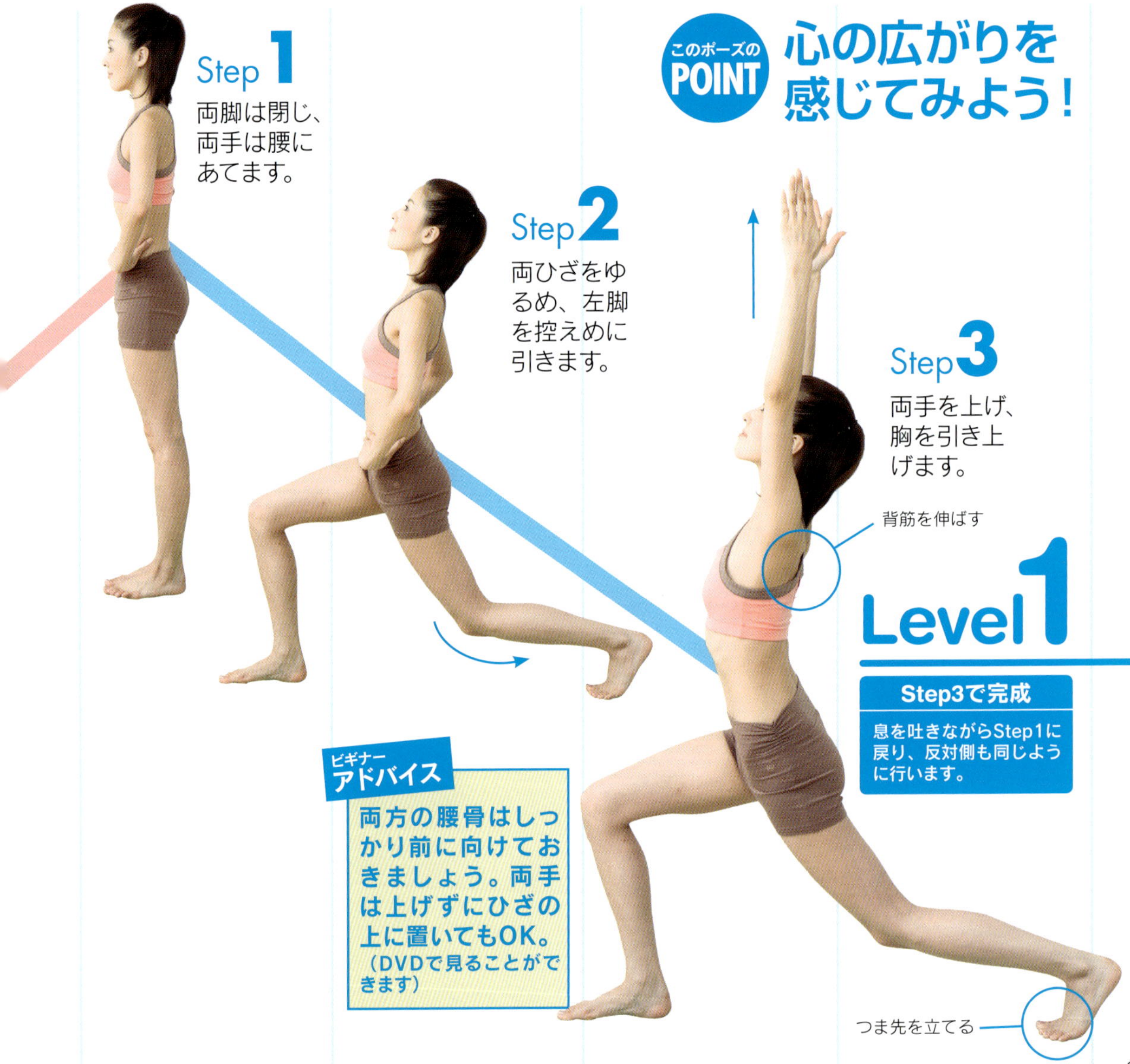

Step 1
両脚は閉じ、両手は腰にあてます。

Step 2
両ひざをゆるめ、左脚を控えめに引きます。

Step 3
両手を上げ、胸を引き上げます。

Level 1

Step3で完成

息を吐きながらStep1に戻り、反対側も同じように行います。

ビギナー アドバイス

両方の腰骨はしっかり前に向けておきましょう。両手は上げずにひざの上に置いてもOK。（DVDで見ることができます）

Level3

Step3で完成

息を吐きながらStep1に戻り、反対側も同じように行います。

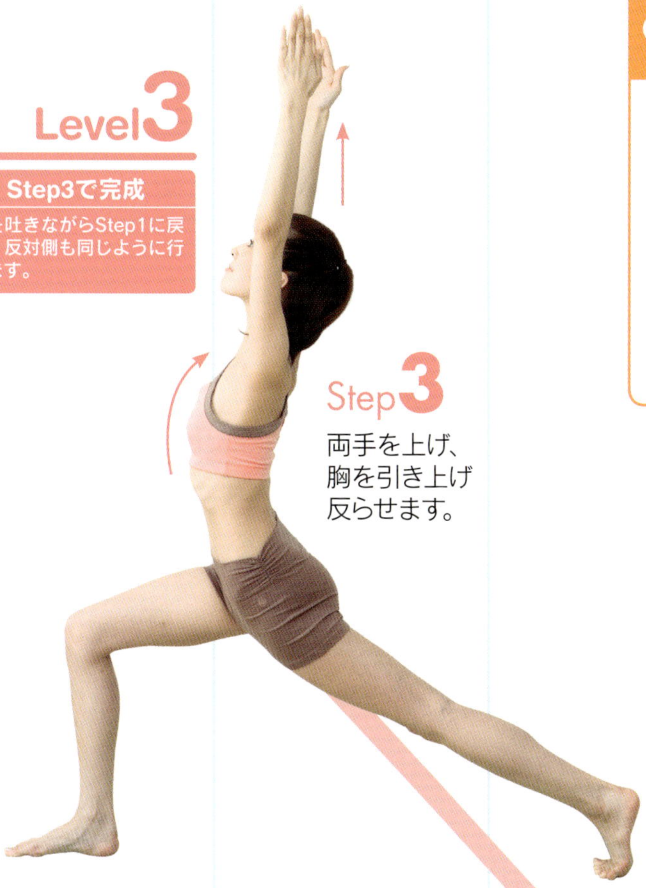

Step3

両手を上げ、胸を引き上げ反らせます。

このポーズには気をつけて！ NGポーズ

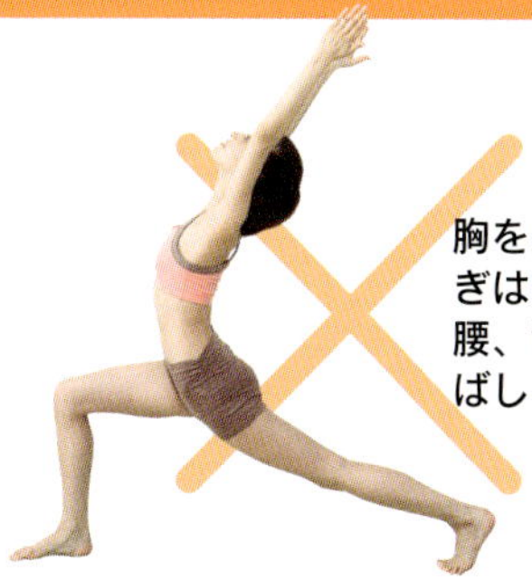

胸を反らせすぎはNG。
腰、背筋を伸ばします。

Step2

両ひざをゆるめ、左脚を後ろに引き、ひざを伸ばします。息を吐いて下腹部を引き締め、吸いながら腰から背筋を伸ばし、胸を引き上げます。

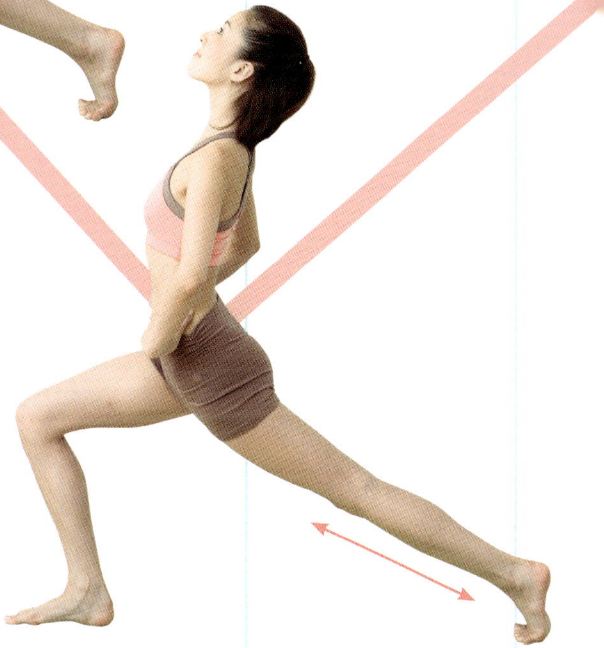

Level2

Step2で完成

息を吐きながらStep1に戻り、反対側も同じように行います。

魚のポーズ

DVD 21

3つの効果	1.やる気がアップ	2.気分爽快！	3.集中力・記憶力回復

このポーズのPOINT 頭への刺激を感じてみよう！

Step 1

仰向けで両ひじを曲げ、体にそわせて立てます。

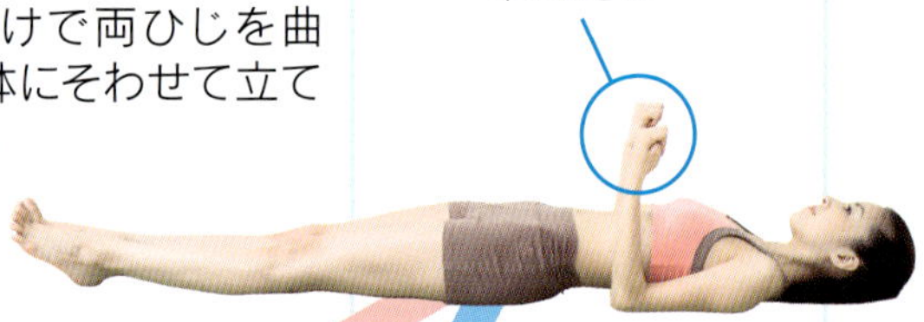

Level 2

Step 2

息を吐き吸いながら両ひじで床を押し、同時に胸とあごを突き出し、頭頂部を床につけます。

Step2 で完成

息を吐きながら頭部、首筋を伸ばし、Step1に戻ります。

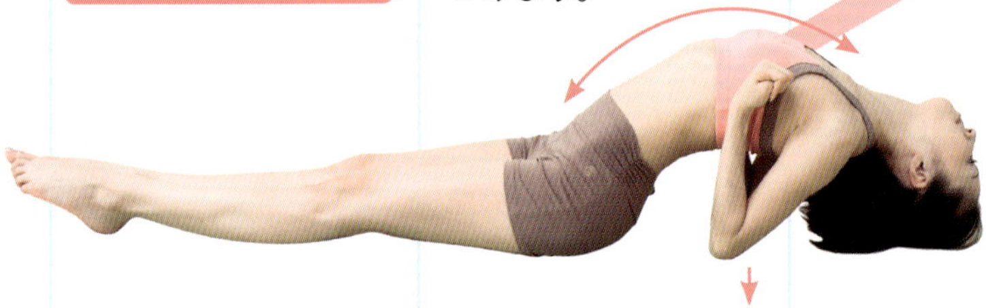

Level 1

Step 2

息を吐いて吸いながら両ひじで床を押し、同時に胸とあごを突き出し、後頭部を床につけます。

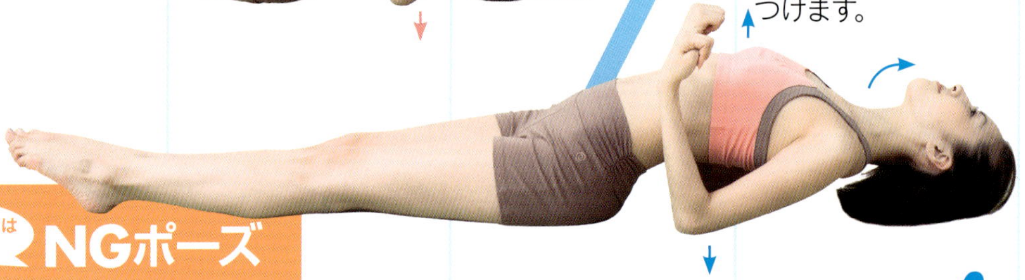

Step2で完成

息を吐きながら頭部、首筋を伸ばし、Step1に戻ります。

ビギナー アドバイス

ゆっくり呼吸をしながら頭への刺激を感じましょう。

このポーズには気をつけて！ NGポーズ

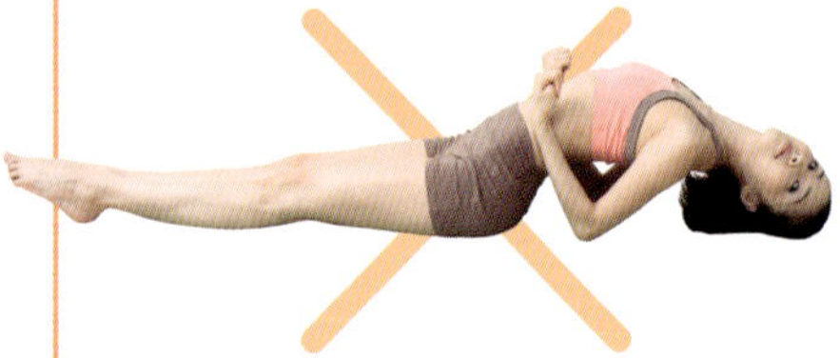

首を痛めるのでよそ見はNG

Program 6 心を元気にする

トンビのポーズ

DVD 22

3つの効果	1.やる気がアップ	2.気分爽快！	3.集中力・記憶力回復

このポーズのPOINT

血液の流れと集中を感じてみよう！

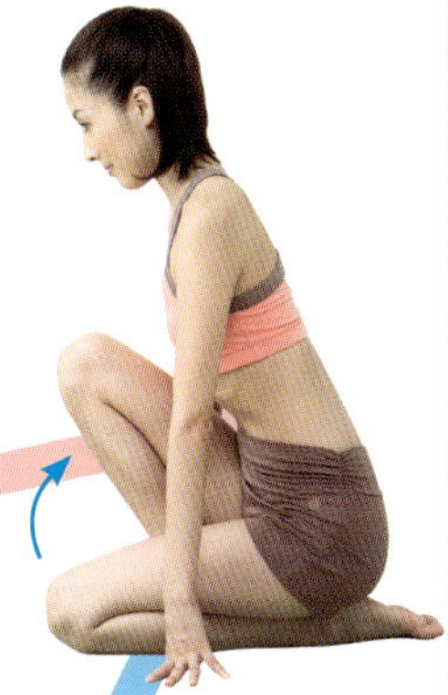

Step 1

正座から両手を床につき、右ひざを立てます。

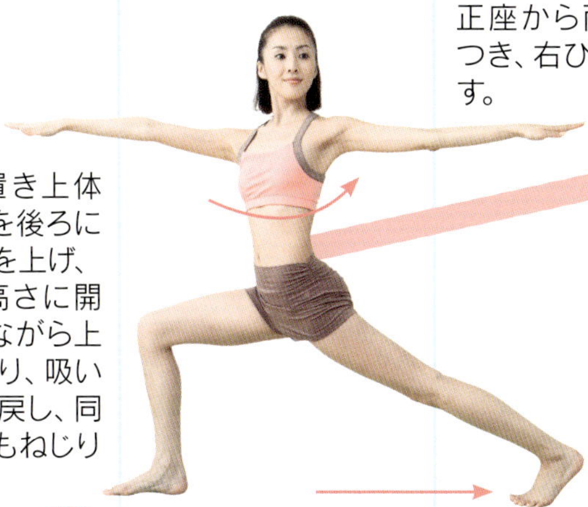

Step 2

ひざに手を置き上体を立て、左脚を後ろに伸ばしてひざを上げ、両手を肩の高さに開きます。吐きながら上体を左にねじり、吸いながら中央に戻し、同じように右にもねじります。

Level 2

Step2で完成

正座に戻り、反対側も同じように行います。

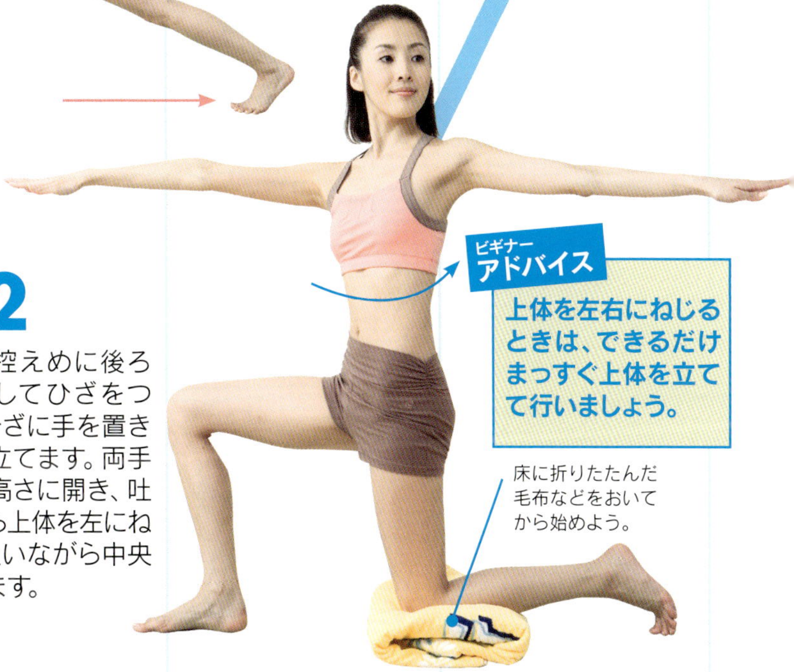

Step 2

左脚を控えめに後ろに伸ばしてひざをつき、右ひざに手を置き上体を立てます。両手を肩の高さに開き、吐きながら上体を左にねじり、吸いながら中央に戻します。

ビギナー アドバイス

上体を左右にねじるときは、できるだけまっすぐ上体を立てて行いましょう。

床に折りたたんだ毛布などをおいてから始めよう。

Level 1

Step2で完成

正座に戻り、反対側も同じように行います。

Programの合間＆終わりに

無空《なきがら》のポーズ

DVD 23

2.リラックス　**3.**落ち着き

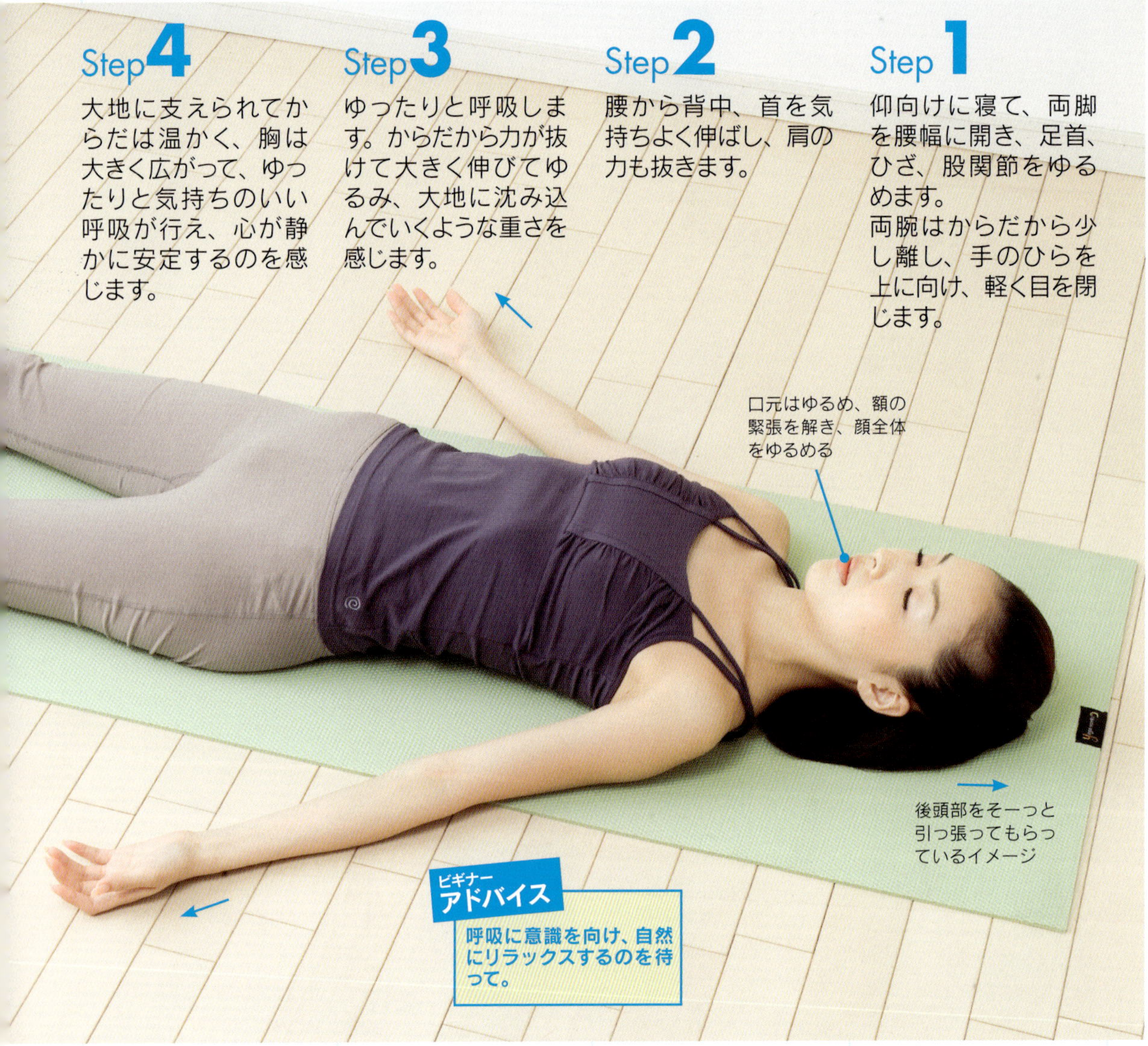
口元はゆるめ、額の緊張を解き、顔全体をゆるめる
後頭部をそーっと引っ張ってもらっているイメージ

Step 1

仰向けに寝て、両脚を腰幅に開き、足首、ひざ、股関節をゆるめます。
両腕はからだから少し離し、手のひらを上に向け、軽く目を閉じます。

Step 2

腰から背中、首を気持ちよく伸ばし、肩の力も抜きます。

Step 3

ゆったりと呼吸します。からだから力が抜けて大きく伸びてゆるみ、大地に沈み込んでいくような重さを感じます。

Step 4

大地に支えられてからだは温かく、胸は大きく広がって、ゆったりと気持ちのいい呼吸が行え、心が静かに安定するのを感じます。

ビギナー アドバイス

呼吸に意識を向け、自然にリラックスするのを待って。

新鮮な気持ちを味わう

覚醒

DVD 24

3つの効果

1.リフレッシュ

このポーズのPOINT 自分のペースでゆっくり呼吸しよう

Step 1

両脚をゆっくり閉じ、両手は親指を中に握ってばんざいをします。

Step 2

息を吸いながら、両脚と両手を気持ちよく伸ばします。

Step 3

伸びをゆるめてゆっくり目を開け、両ひざを曲げて両手で抱え、からだを左右にゆすります。

Step 4

どちらかの側にからだを横たえ、しばらく呼吸を続けてから、上側の手を顔の前の床に置き、ゆっくりからだを起こします。

Step 5

正座に戻ります。初めてみるような新鮮な気持ちで、周囲を感じることができます。

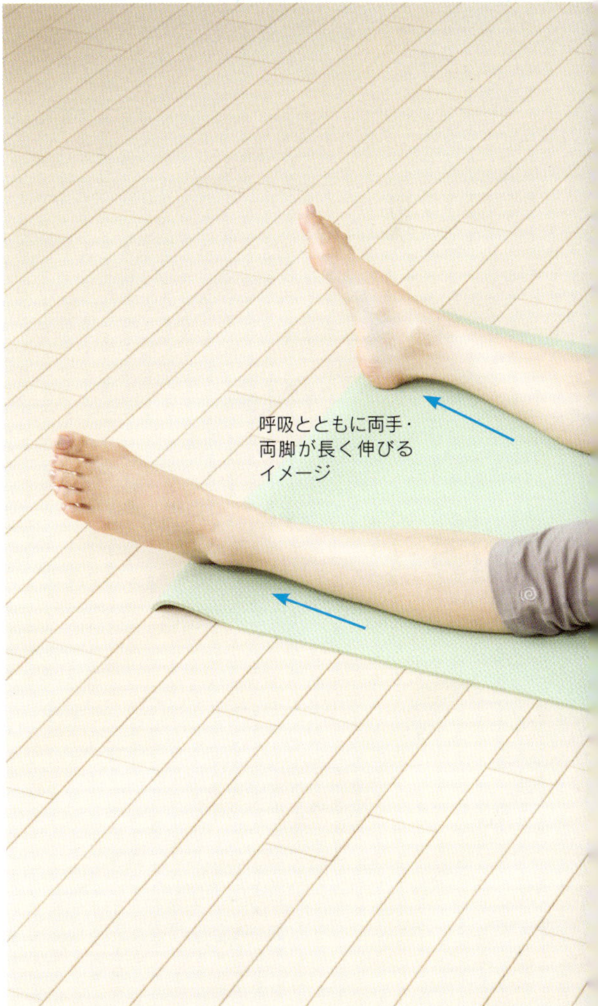
呼吸とともに両手・
両脚が長く伸びる
イメージ

からだの不調

疲労、だるさ、冷えやほてり、目の疲れ、胃もたれなどで、気持ちも心もパワーダウン。周囲への気遣いも薄れてしまいそうなときなどに、おすすめのポーズをセレクト。早く調子を取り戻せるといいですね。症状が改善しないときは、病院での受診もおすすめです。

ビューティ

鏡をのぞいて、「あれっ!?」と思うことがあるのは、女性でも男性でもいっしょ。生気のない肌やシワ、からだの各部のたるみ、髪の悩み。ショックを受けたその瞬間が、ヨーガの習慣をスタートするきっかけになるのなら、それもまたよしとしましょう。

メンタル

「いま、私、イライラしている」とわかっていながら、忙しいために休憩もとれず、人と話をしてますますイライラ、状況は悪化。ということがありませんか？
ヨーガで上手にリラックスしましょう。わずかな時間で気持ちを落ち着けることができます。

20の悩みにおすすめ！ポーズ

「いま始めたい！おすすめ６つのプログラム」（P20）は、ポーズ数が３、４のシンプル・プログラム。シンプルではあるけれど、気が向くままに続けるだけで、効果は全身に及びます。でも、「ここをいますぐ何とかしたい！」「時間がない！」というときのために、20の悩みをセレクトし、ぴったりのポーズを集めました。

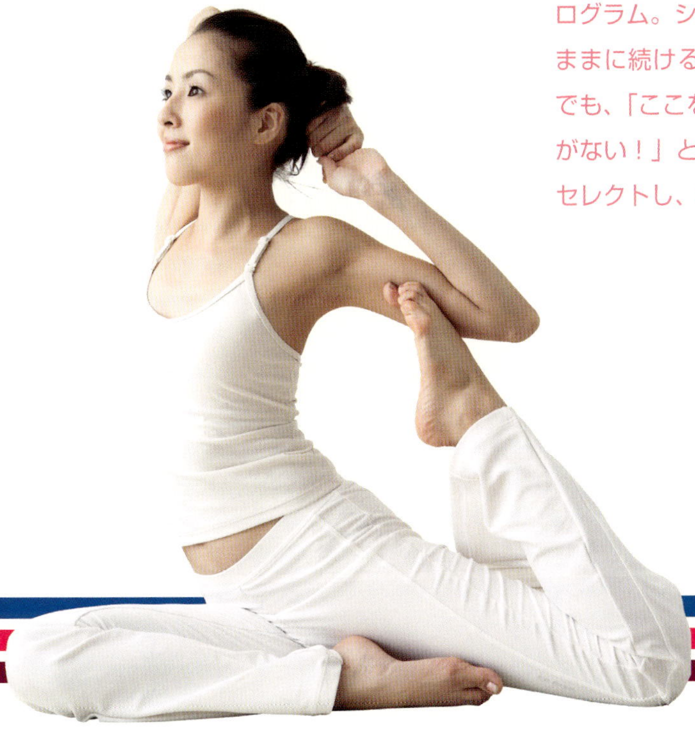

いますぐなんとかしたい！ときの

クイック・プログラム

1ポーズでもOK！

● 特におすすめ！　○ おすすめ！

ピンポイントで実行できる15のポーズ

20の悩み			小さな英雄のポーズ	逆転のポーズ	つま先立ちのポーズ	目のトラタク	月のポーズ	合せきのポーズ	腰ねじりのポーズ	肩立ちのポーズ	弓をかまえるポーズ	ピラミッドのポーズ	牛の顔のポーズ	バッタのポーズ	金魚のポーズ	ネコのポーズ	賢者のポーズ
		page	78	80	82	84	85	86	88	90	92	94	96	98	100	101	102
		DVD No.	25	26	27	28	29	30	31	32	33	34	35	36	37	38	39
からだの不調	01	疲労、全身の疲れ	●							○							
からだの不調	02	だるい、からだが重い		●													
からだの不調	03	冷え・ほてり	○		●												○
からだの不調	04	眼精疲労				●											
からだの不調	05	胃もたれ		○			●		○	○							
からだの不調	06	股関節がかたい															
からだの不調	07	ひざの痛み					●										
からだの不調	08	足のむくみ・つり		●						○							
からだの不調	09	便秘							●								
からだの不調	10	生理痛						●									
ビューティ	11	美肌回復		○						●							
ビューティ	12	顔・首のラインをすっきり									●						
ビューティ	13	髪を美しく保つ										●					
ビューティ	14	二の腕のたるみ											●				
ビューティ	15	ヒップアップ									○			●			
メンタル	16	目覚めをスッキリ													●	○	
メンタル	17	呼吸が浅い														●	
メンタル	18	イライラ			○												●
メンタル	19	不安、ウツの気分	●														
メンタル	20	よく眠れない													●		

「今日はからだが重い…」「肌が疲れ気味？」そんな日常的な20の悩みにピンポイントでおすすめのポーズを次ページから紹介。右表でおすすめのポーズを見つけ、さっそく実行してみましょう。先に紹介した6プログラムからもおすすめのポーズを抜き出し、下の表にまとめました。

20の悩み			「おすすめ6つのプログラム」の中からもピックアップ																			
		page	34	36	38	40	44	46	47	50	51	52	53	54	58	60	61	62	66	68	70	71
		DVD No.	3	4	5	6	7	8	9	10	11	12	13	14	15	16	17	18	19	20	21	22
			ネコ伸ばしのポーズ	鋤のポーズ	ウサギのポーズ	ラクダのポーズ	ワニのポーズ	かんぬきのポーズ	ヒンズー・スクワット	足と手のポーズ	プチワニのポーズ	立ち木のポーズ	背中を伸ばすポーズ	赤ちゃんのポーズ	コブラのポーズ	片脚伸ばしのポーズ	ヤシの木のポーズ	三日月のポーズ	押し上げのポーズ	英雄のポーズ	魚のポーズ	トンビのポーズ
からだの不調	01	疲労、全身の疲れ		○						○					○			○		○		
	02	だるい、からだが重い					○										○		○			
	03	冷え・ほてり										○					○					
	04	眼精疲労			○																	○
	05	胃もたれ	○			○							○		○							
	06	股関節がかたい														○		○				
	07	ひざの痛み								○								○				
	08	足のむくみ・つり		○			○					○				○						
	09	便秘									○			○								
	10	生理痛									○											
ビューティ	11	美肌回復			○					○												
	12	顔・首のラインをすっきり			○	○									○							
	13	髪を美しく保つ		○																	○	
	14	二の腕のたるみ																	○	○		
	15	ヒップアップ				○									○			○		○		
メンタル	16	目覚めをスッキリ	○					○							○							
	17	呼吸が浅い											○								○	
	18	イライラ										○	○								○	
	19	不安、ウツの気分							○										○	○		
	20	よく眠れない									○		○			○					○	

小さな英雄のポーズ

DVD 25

からだの不調	疲労、全身の疲れ	不安、ウツの気分

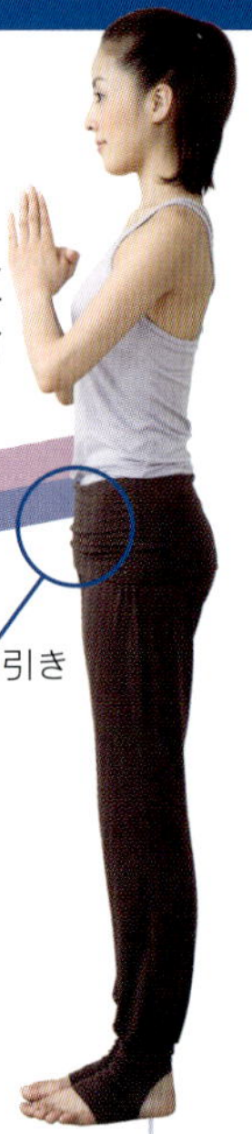
下腹部を引き
締める

Step 1

両脚を揃えて立ち、胸の前で合掌します。

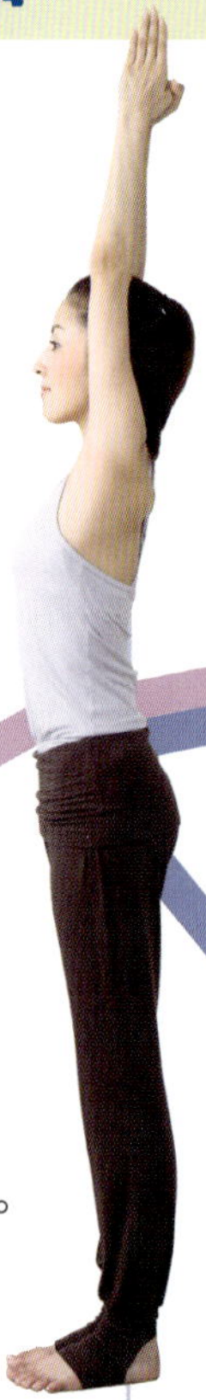

Step 2

息を吸いながら両手を上げます。

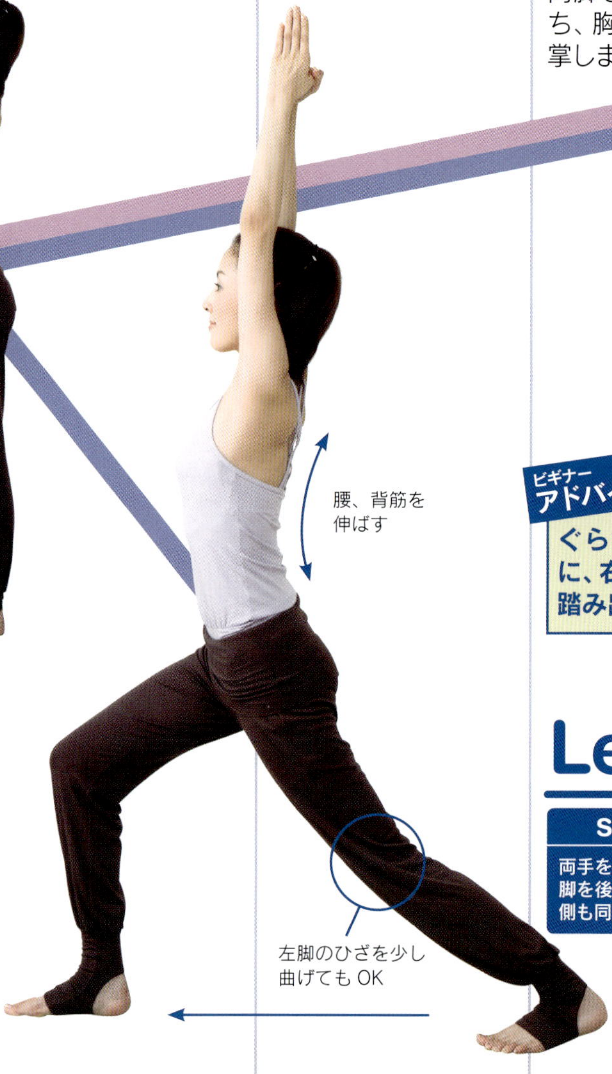
腰、背筋を
伸ばす
左脚のひざを少し
曲げても OK

Step 3

吐きながら右脚を踏み出し、ひざを曲げて少し背中を反らします。

ビギナーアドバイス

ぐらつかないように、右脚を控えめに踏み出しましょう。

Level 1

Step3で完成

両手をひざに置いてから右脚を後ろに戻します。反対側も同じように行います。

このポーズのPOINT

下半身を安定させて背筋を伸ばそう!

Level3

Step4で完成

息を吐きながら上体を戻し、両手をひざに置いてから右脚を後ろに戻します。反対側も同じように行います。

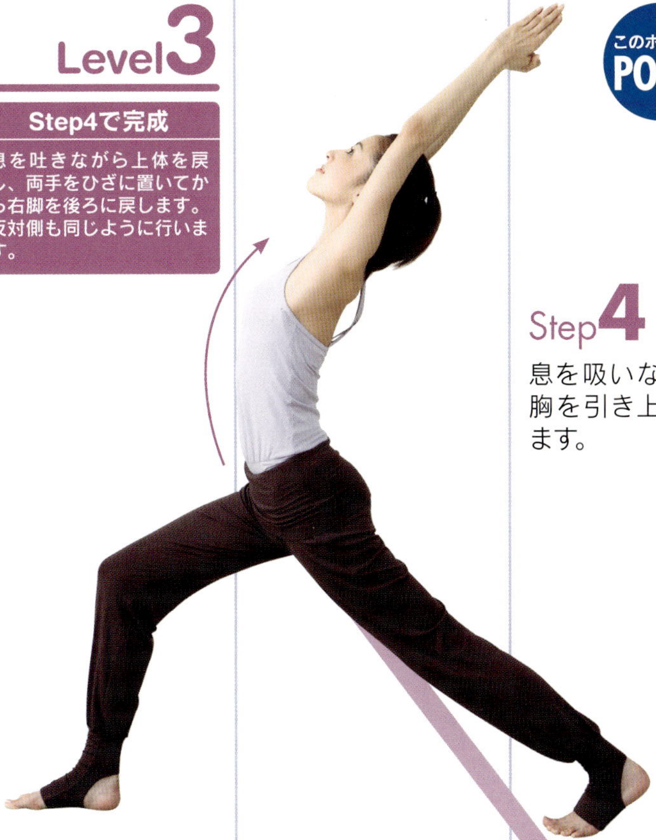

Step4

息を吸いながら少し胸を引き上げて反ります。

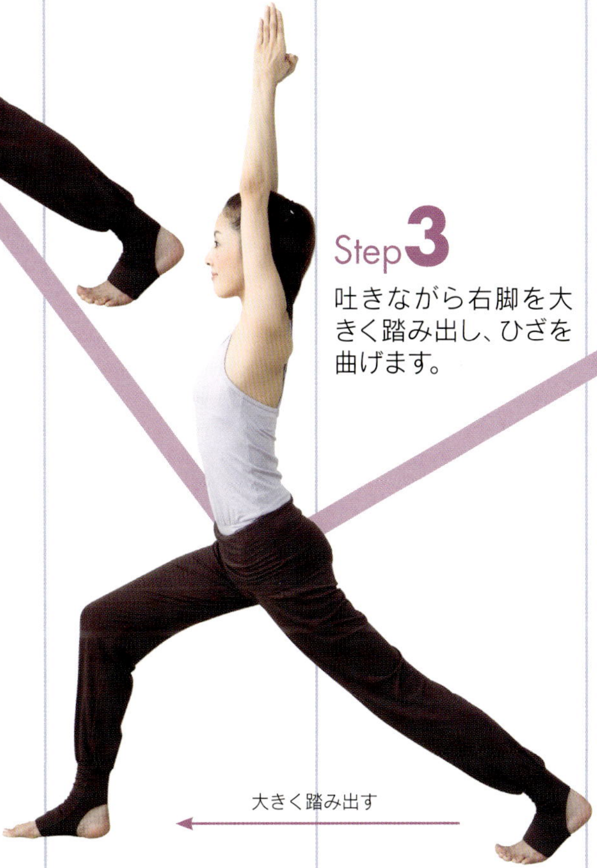

Step3

吐きながら右脚を大きく踏み出し、ひざを曲げます。

Level2

Step3で完成

両手をひざに置いてから右脚を後ろに戻します。反対側も同じように行います。

逆転のポーズ

DVD 26

からだの不調	だるい、からだが重い	足のむくみ・つり

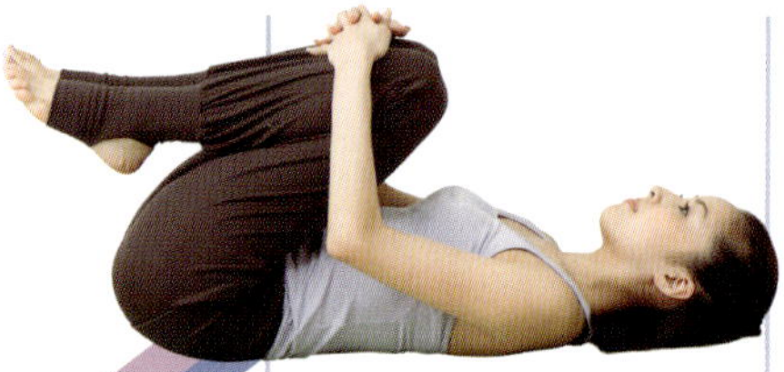

Step 1

あおむけに寝て両ひざを抱えます。

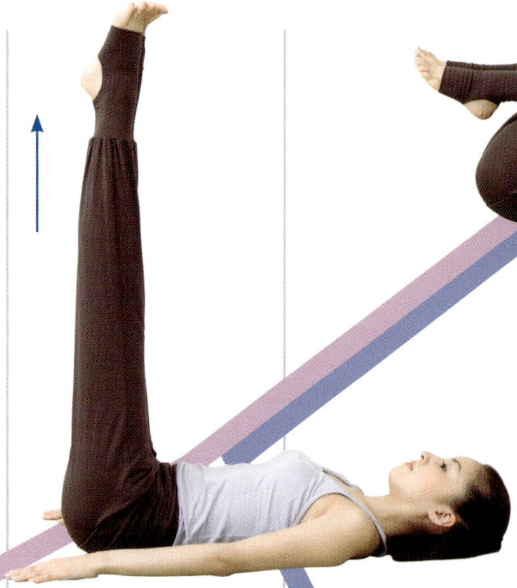

Step 2

息を吐き吸いながら両脚を上げ、両手は床に戻します。

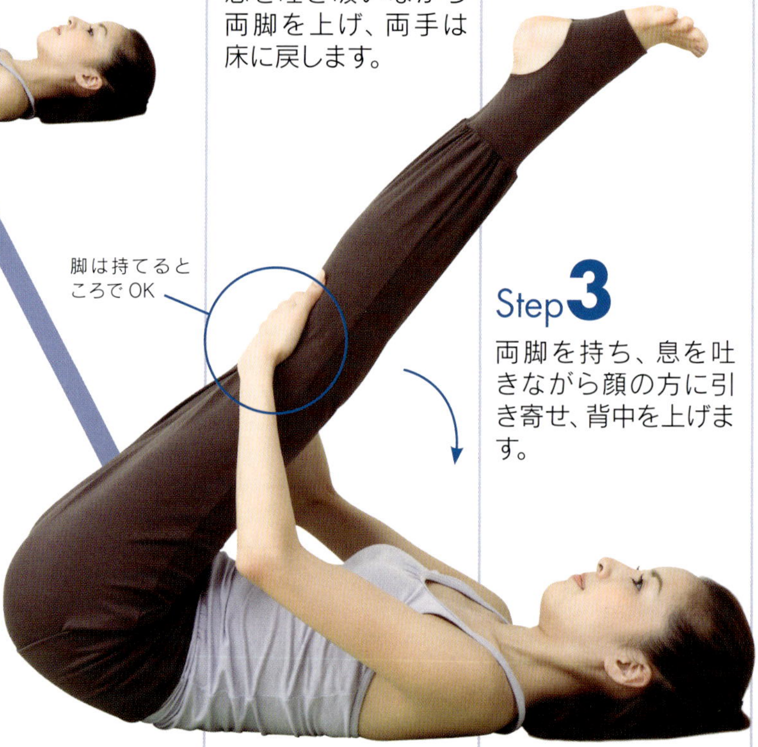

Step 3

両脚を持ち、息を吐きながら顔の方に引き寄せ、背中を上げます。

Level 1

Step3で完成

呼吸しながらしばらく静止し、息を吐きながら床に背中を戻します。

ビギナー アドバイス

腰からお尻の伸びを感じてみましょう。

このポーズのPOINT 腰からお尻の伸びと、血液の流れを感じよう！

NGポーズ

このポーズには気をつけて！

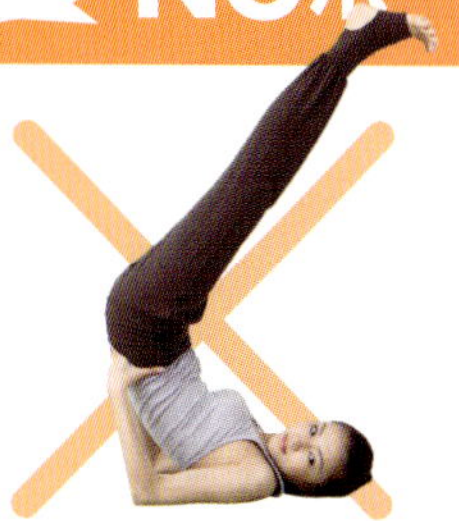

首を痛めるのでよそ見はNG。

Level3

Step4で完成

呼吸しながらしばらく静止し、息を吐きながら両手をお尻の方にずらして背中を床につけ、Step 1に戻ります。

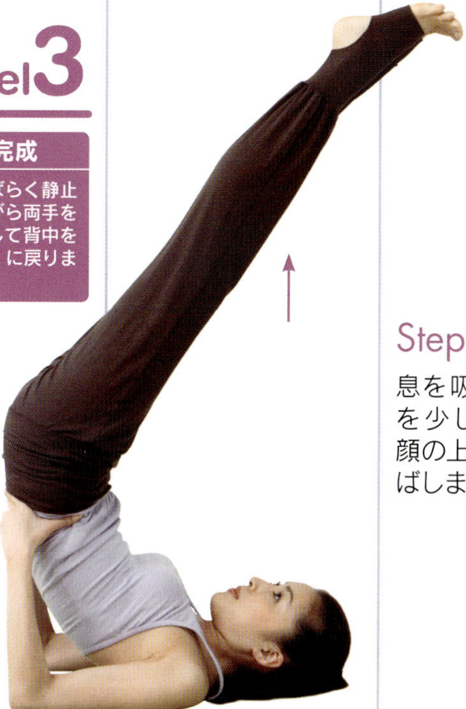

Step4

息を吸いながら上体を少し上げ、足先が顔の上にくるように伸ばします。

Level2

Step3で完成

呼吸しながらしばらく静止し、息を吐きながら床に背中を戻します。

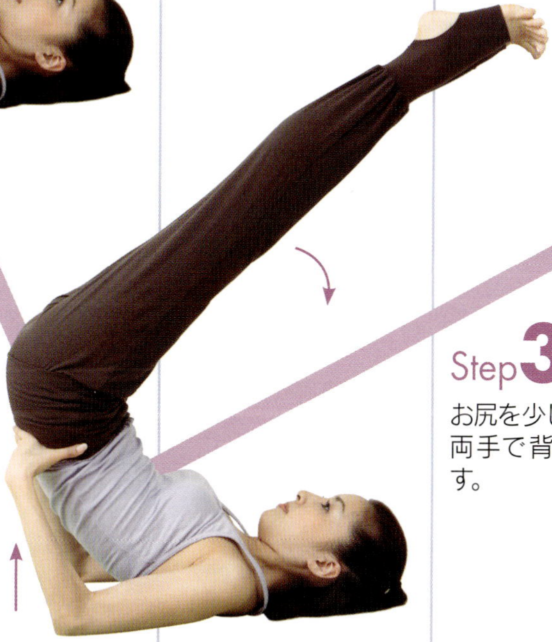

Step3

お尻を少し持ち上げ、両手で背中を支えます。

つま先立ちのポーズ

DVD 27

からだの不調　冷え・ほてり

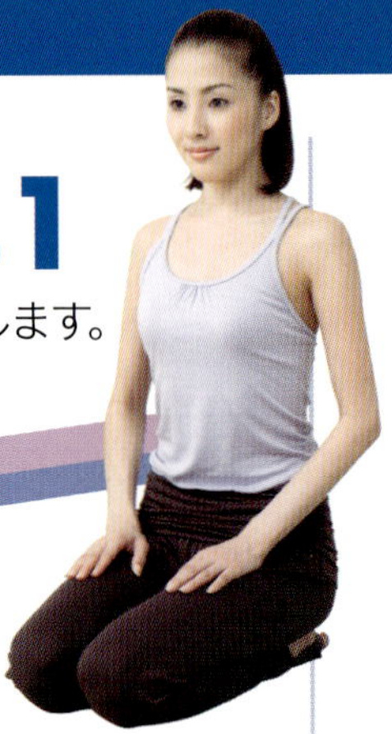

Step 1
正座します。

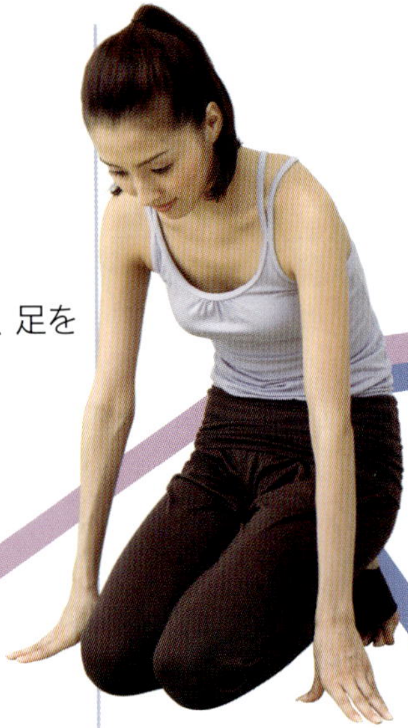

Step 2
両手を床につき、足をつま先立てます。

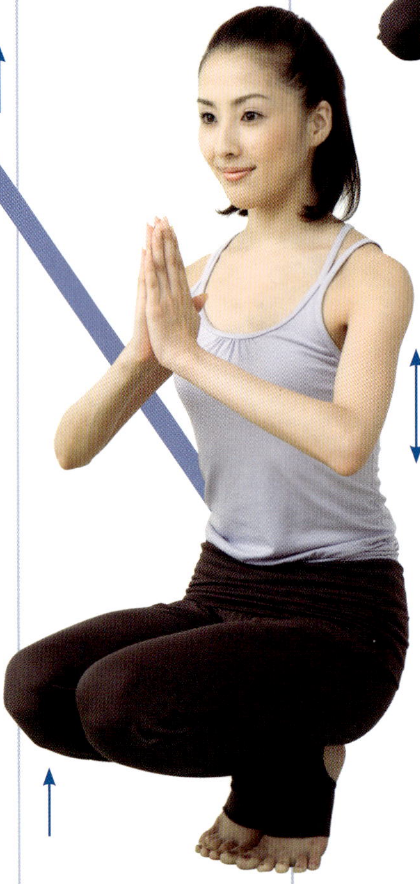

背筋を伸ばす

Step 3
両ひざを床から上げ、合掌します。

アドバイス《ビギナー》

息を吐きながら下腹部の下のほうを引き締め、吸いながら腰、背筋を伸ばしましょう。

Level 1

Step3で完成

息を吐きながら両手を床につけ、Step 1に戻ります。

このポーズのPOINT 足先の血液循環を促進、背筋を伸ばし呼吸を深めよう！

Level3

Step4で完成

息を吐きながらStep1に戻り、反対側も同じように行います。

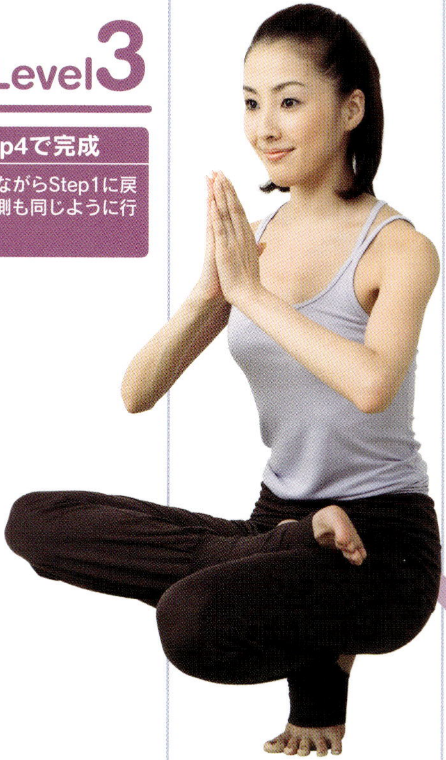

Step4

合掌し、ゆったりと呼吸します。

Step3

右足を左脚の付け根に乗せ、左ひざを上げます。

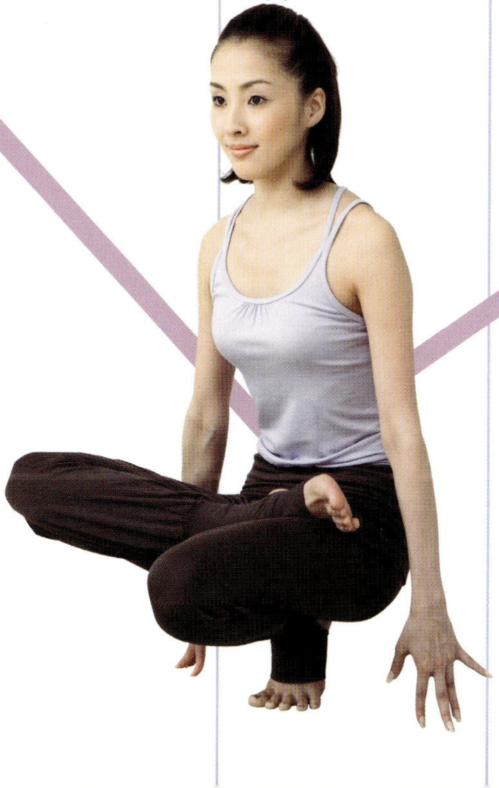

Level2

Step3で完成

息を吐きながらStep1に戻り、反対側も同じように行います。

目のトラタク

DVD 28

からだの不調　眼精疲労

このポーズのPOINT

目の周りの筋肉を刺激して血行をよくしよう!

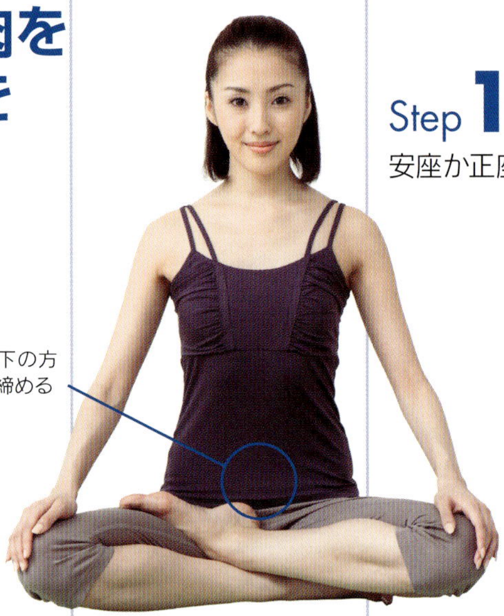

Step 1

安座か正座をします。

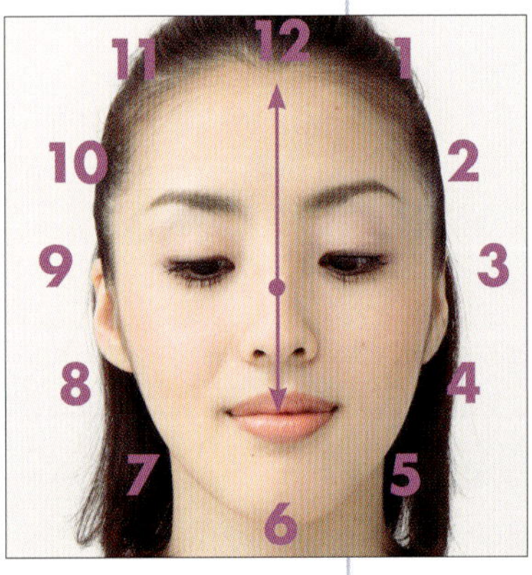

6時の方向を見る

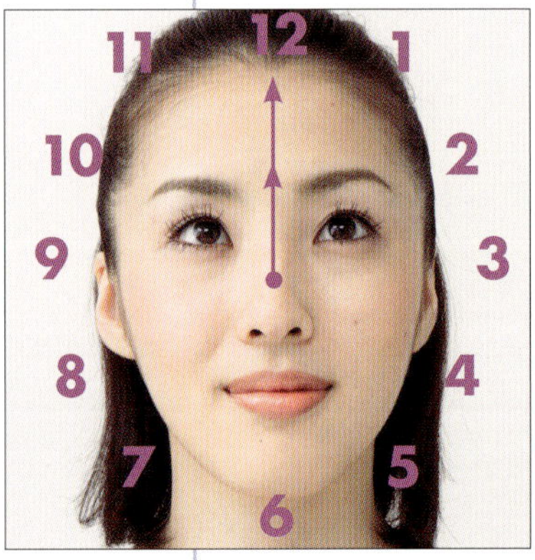

12時の方向を見る

Step 2

12時、1時、2時・・・と、目を時計回りにゆっくり動かします。反対側も同じように行い、目を閉じて呼吸します。

ビギナー アドバイス

顔を正面に向け、動かさないようにしましょう。

月のポーズ

DVD 29

からだの不調 | 胃もたれ | ひざの痛み

このポーズのPOINT

太ももの内側を強めつつ、胸の広がり・背筋の伸びを感じよう！

Level1

Step 1

両脚を肩幅に開いて立ち、胸の前で合掌します。

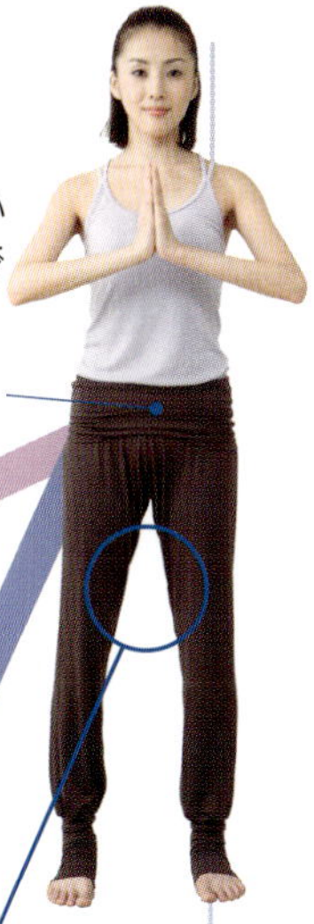

下腹部の下の方を引き締める
太ももの内側を引き締める

Step 2

息を吸いながら背筋を伸ばし、両腕を上げてばんざいし、吐きながら上体を右に倒します。

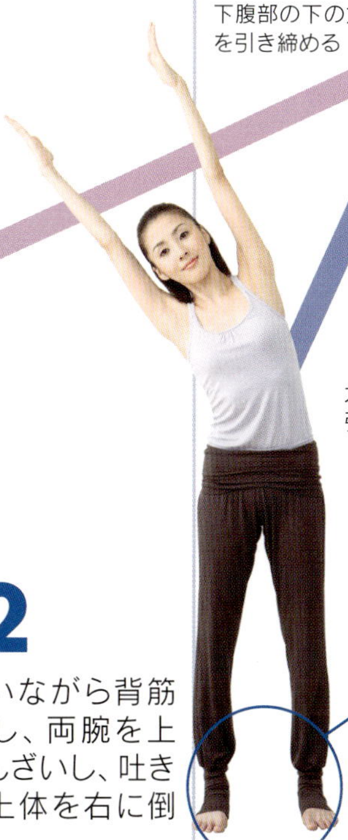

左右均等に床を踏みしめる

Step2で完成

息を吐きながらStep1に戻り、反対側も同じように行います。

ビギナーアドバイス

無理のない姿勢で気持ちよく伸ばしましょう。

Level2

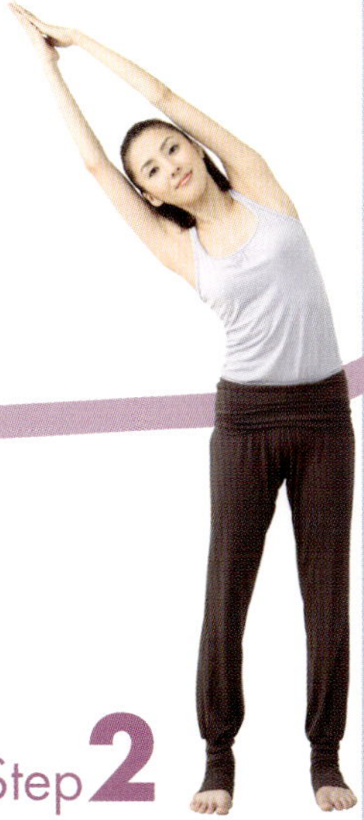

Step 2

息を吸いながら背筋を伸ばし、合掌したまま両腕を上げ、吐きながら上体を右に倒します。

Step2で完成

息を吐きながらStep1に戻り、反対側も同じように行います。

Level3

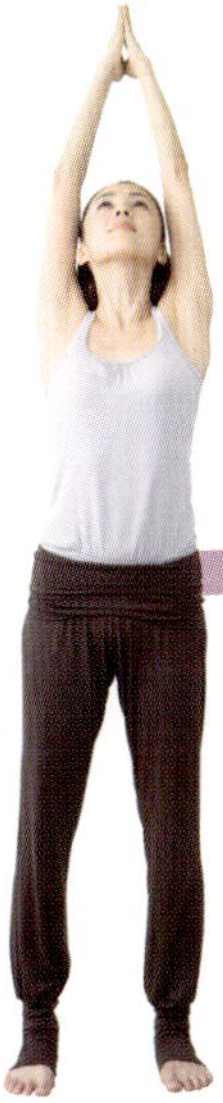

Step 3

息を吐きながら下腹部を引き締め、吸いながら胸を引き上げ、少し反ります。

Step3で完成

息を吐きながらStep1に戻り、反対側も同じように行います。

合せきのポーズ

DVD 30

からだの不調 | 股関節がかたい | 生理痛

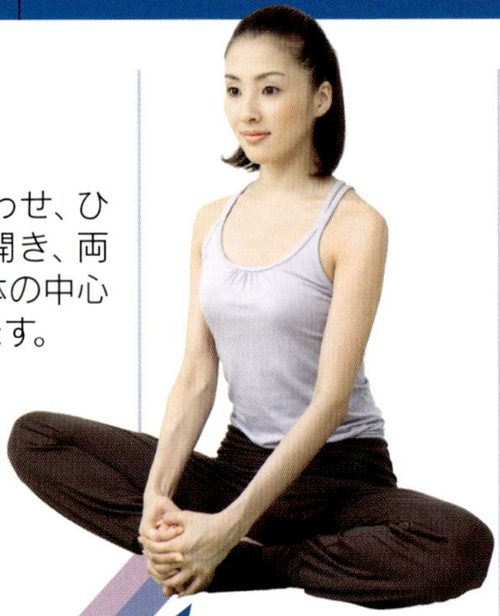

Step 1

足の裏を合わせ、ひざを左右に開き、両手で足先を体の中心に引き寄せます。

Step 2

両手をひざの上に乗せ、息を吸いながら背筋を伸ばし、ひざを押し広げます。

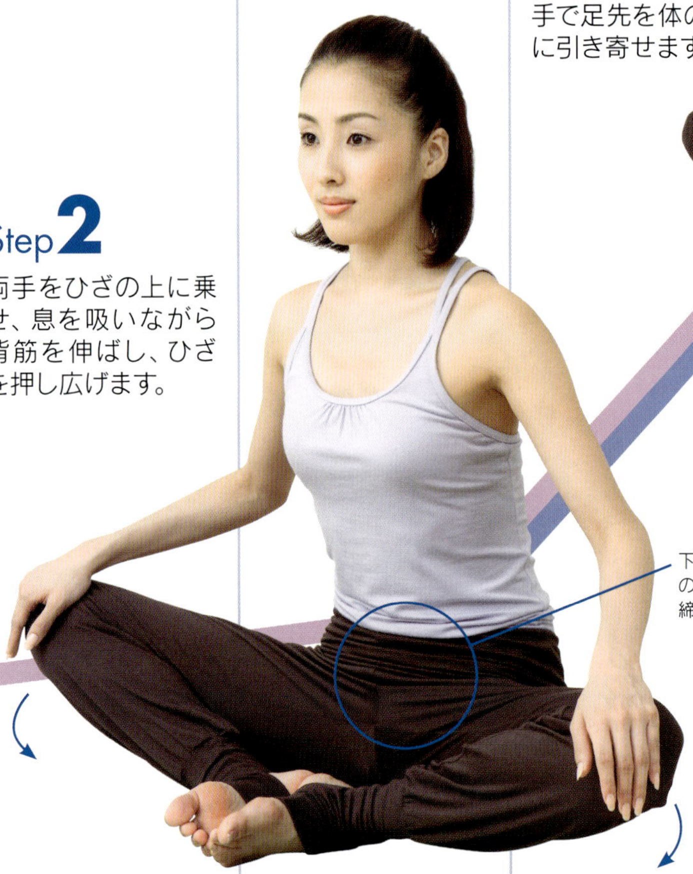
下腹部の下の方を引き締める

アドバイス《ビギナー》

手に少しずつ力を加えたり、ゆるめたりしましょう。

Level 1

Step2で完成

手の力に強弱をつけてひざを押し広げ、何回か繰り返します。

このポーズのPOINT 股関節の伸びを感じよう!

Step4

息を吐きながら上体を前に倒します。

Level3

Step4で完成

息を吸いながら上体を起こし、手をひざの上に戻します。

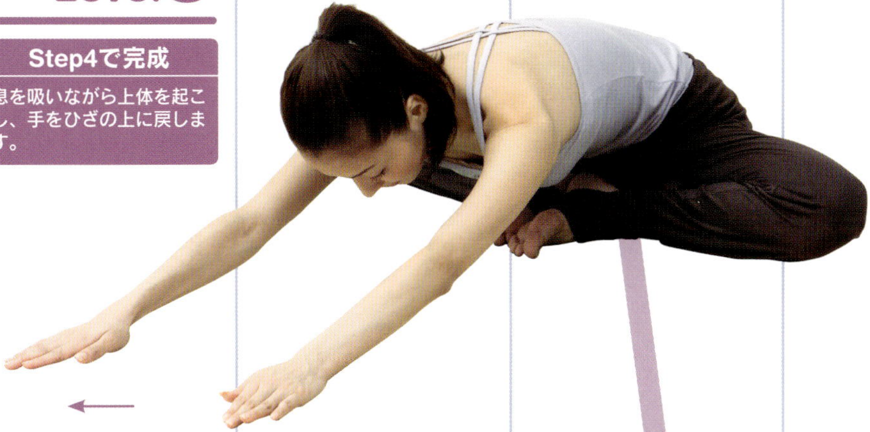

Step3

両手を前につきます。

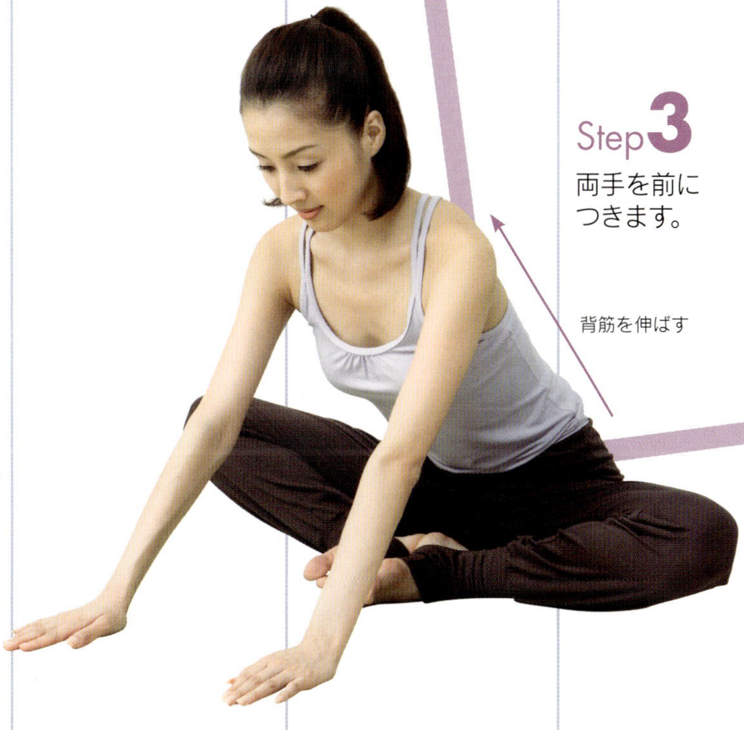

Level2

Step3で完成

息を吸いながら上体を起こし、手をひざの上に戻します。

腰ねじりのポーズ

DVD 31

からだの不調　便 秘

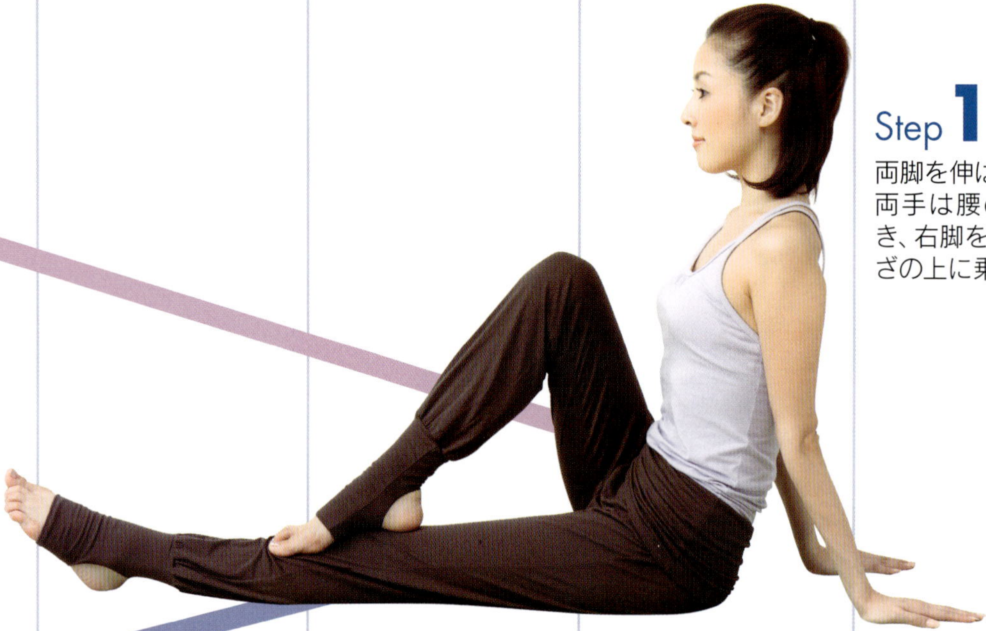

Step 1

両脚を伸ばして座り、両手は腰の後ろにつき、右脚を立てて左ひざの上に乗せます。

このポーズのPOINT 体をねじって内臓をマッサージしよう！

Level2

Step2で完成

息を吸いながらStep 1に戻り、反対側も同じように行います。

Step 2

息を吐きながら右脚を左の床の方に倒します。

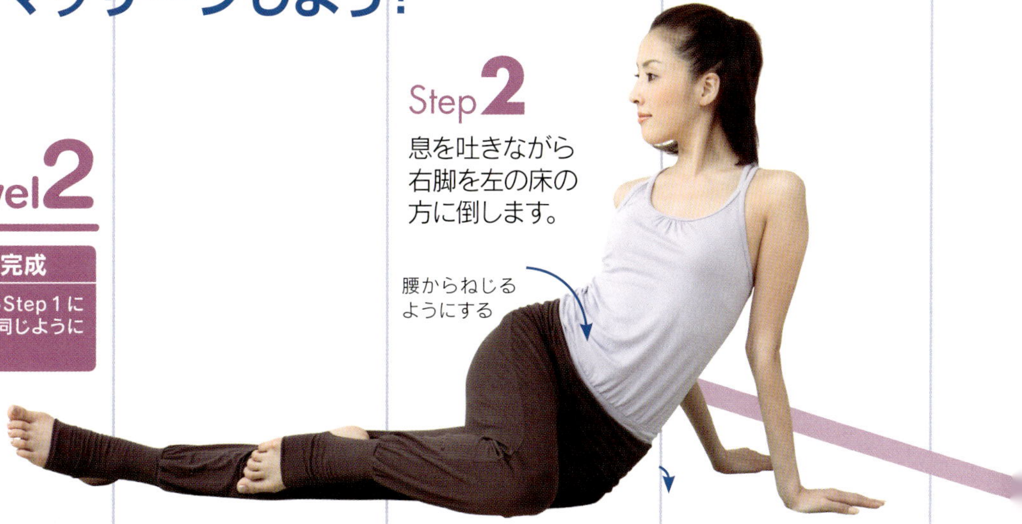
腰からねじるようにする

Level1

Step2で完成

息を吸いながらStep 1に戻り、反対側も同じように行います。

ビギナーアドバイス

手でひざを押しながら、ゆっくりと上体を反対側にねじりましょう。

Step 2

左手で右ひざを押さえ、息を吐きながら左の床の方に倒します。

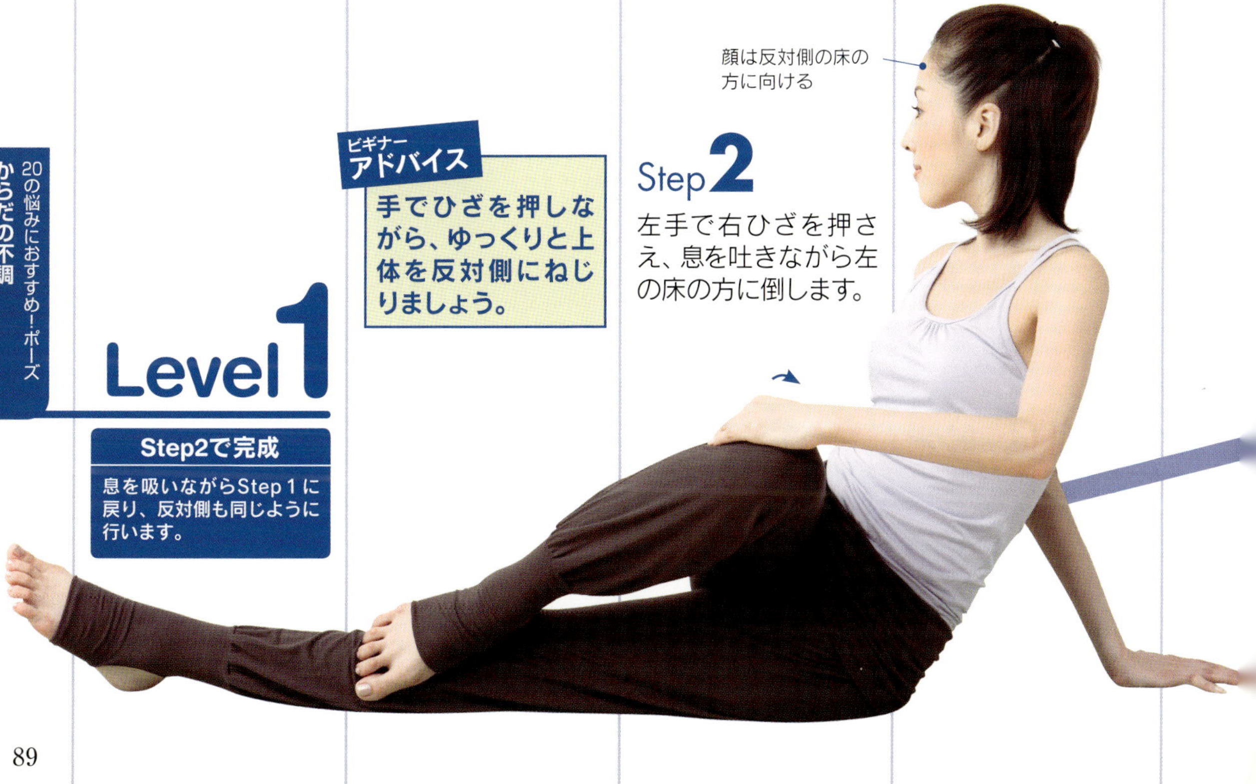
顔は反対側の床の方に向ける

肩立ちのポーズ

DVD 32

ビューティ

美肌回復

Step 1

両ひざを曲げ、
両手で抱えます。

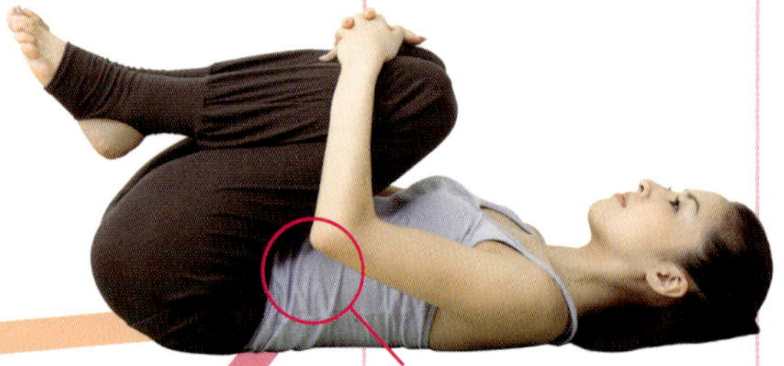
下腹部を引き
締める

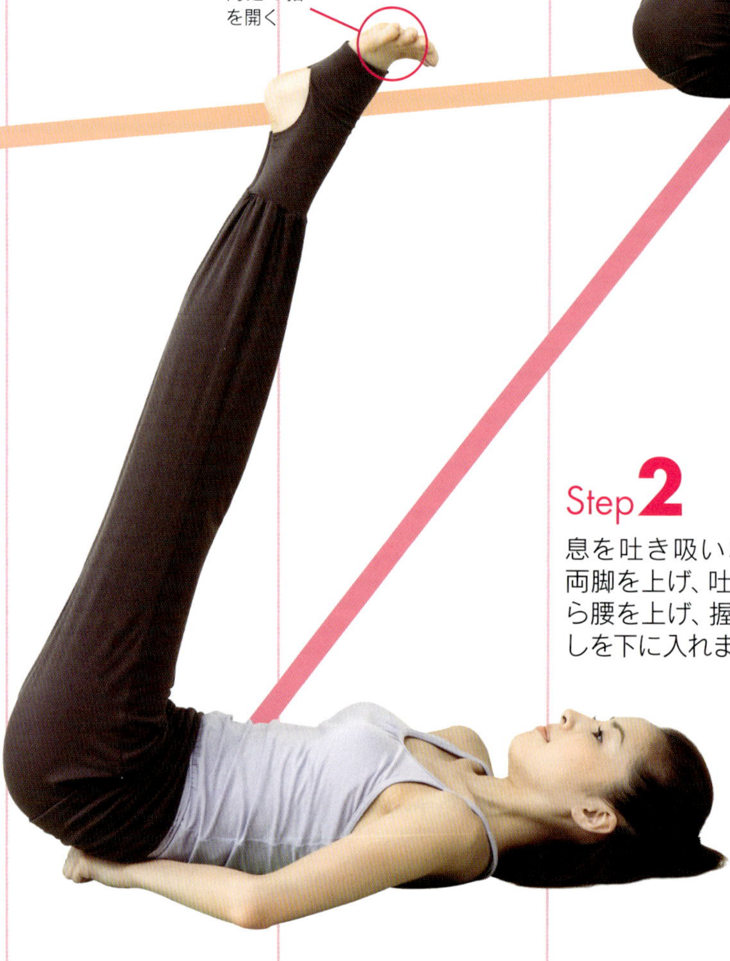
両足の指
を開く

Step 2

息を吐き吸いながら
両脚を上げ、吐きなが
ら腰を上げ、握りこぶ
しを下に入れます。

ビギナー
アドバイス

**手を少しずつ肩の
方へすべらせ、腰を
持ち上げましょう。**

Level 1

Step2で完成

息を吸いながら足先まで伸
ばして止めます。

このポーズのPOINT

血液循環を促して肌の活力をとり戻そう！

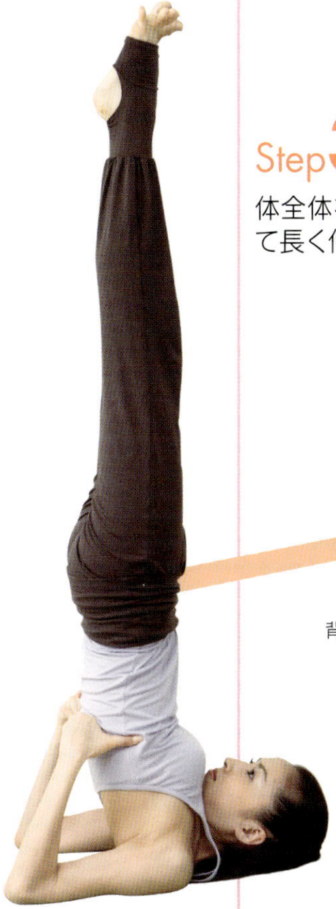

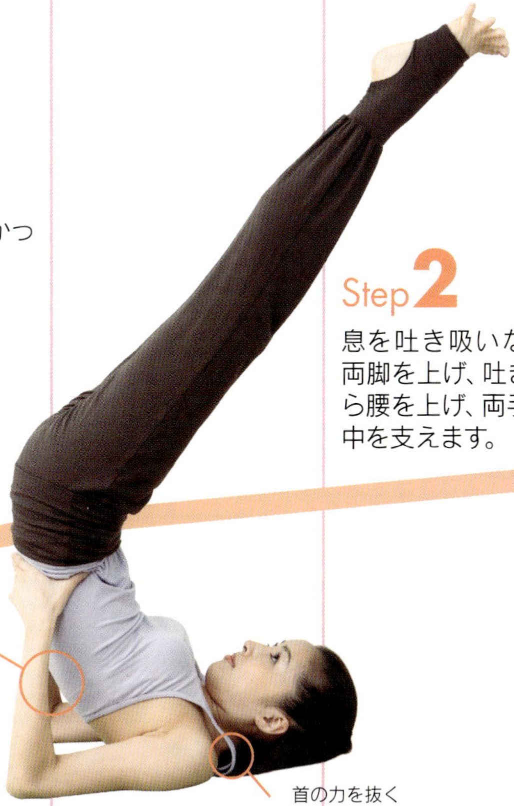

Step 2

息を吐き吸いながら両脚を上げ、吐きながら腰を上げ、両手で背中を支えます。

Step 3

体全体を、上に向かって長く伸ばします。

Level 2

Step3で完成

息を吐きながら両足先を頭の上の床に着け、吸いながら顔をなでるように脚を戻して、吐きながら両ひざを曲げ、床に伸ばします。

このポーズには気をつけて！

NGポーズ

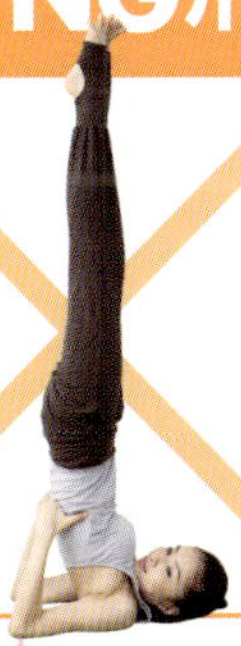

首を痛めるのでよそ見はNG。

弓をかまえるポーズ

DVD 33

ビューティ　顔・首のラインをすっきり

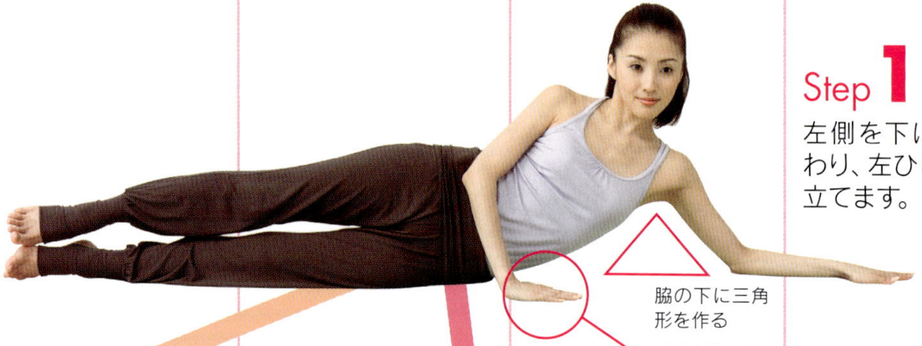

脇の下に三角形を作る
右手は前に置き体を支える

Step 1

左側を下にして横たわり、左ひじを斜めに立てます。

Step 2

足首にベルトをかけて持ち、息を吐き吸いながら脚を上げます。

Level 1

Step2で完成

息を吐きながらStep1に戻り、反対側も同じように行います。

ビギナーアドバイス

右脚を少し後ろに引き寄せ、足先は前に押し出しましょう。

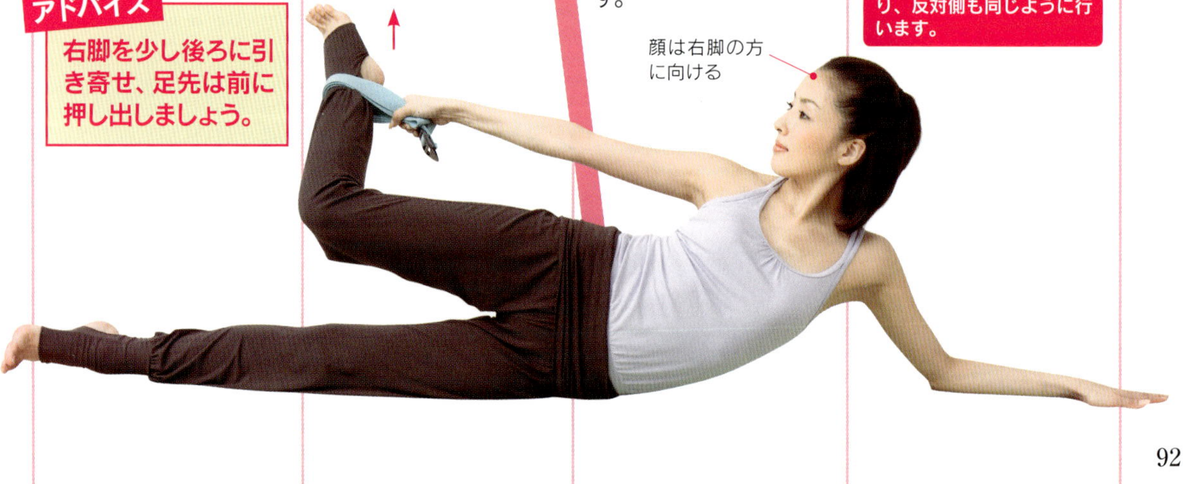

顔は右脚の方に向ける

このポーズのPOINT

胸から首筋にかけて伸ばそう!

Level3

Step3で完成

息を吐きながらStep1に戻り、反対側も同じように行います。

Step3

右脚を高く引き上げ、足の裏を見ます。

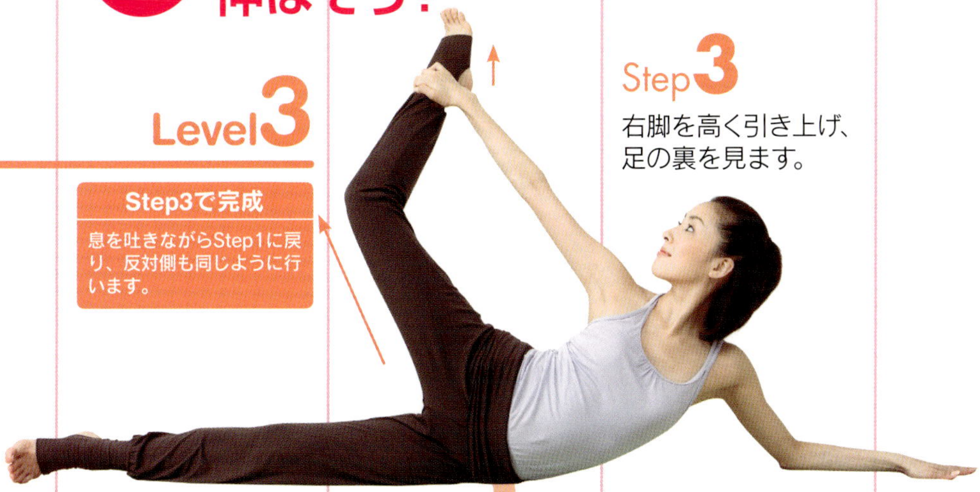

Step2

息を吐きながら右脚を曲げ、右手で足首を持ち、吸いながら引き上げます。

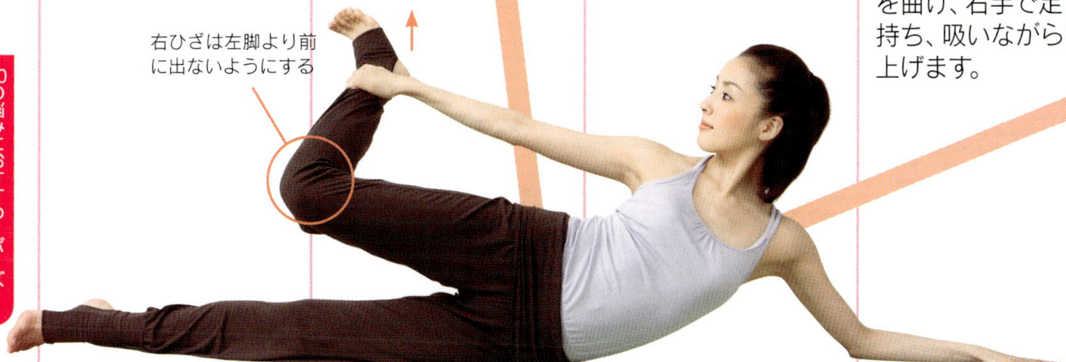
右ひざは左脚より前に出ないようにする

Level2

Step2で完成

息を吐きながらStep1に戻り、反対側も同じように行います。

ピラミッドのポーズ

DVD 34

ビューティ

髪を美しく保つ

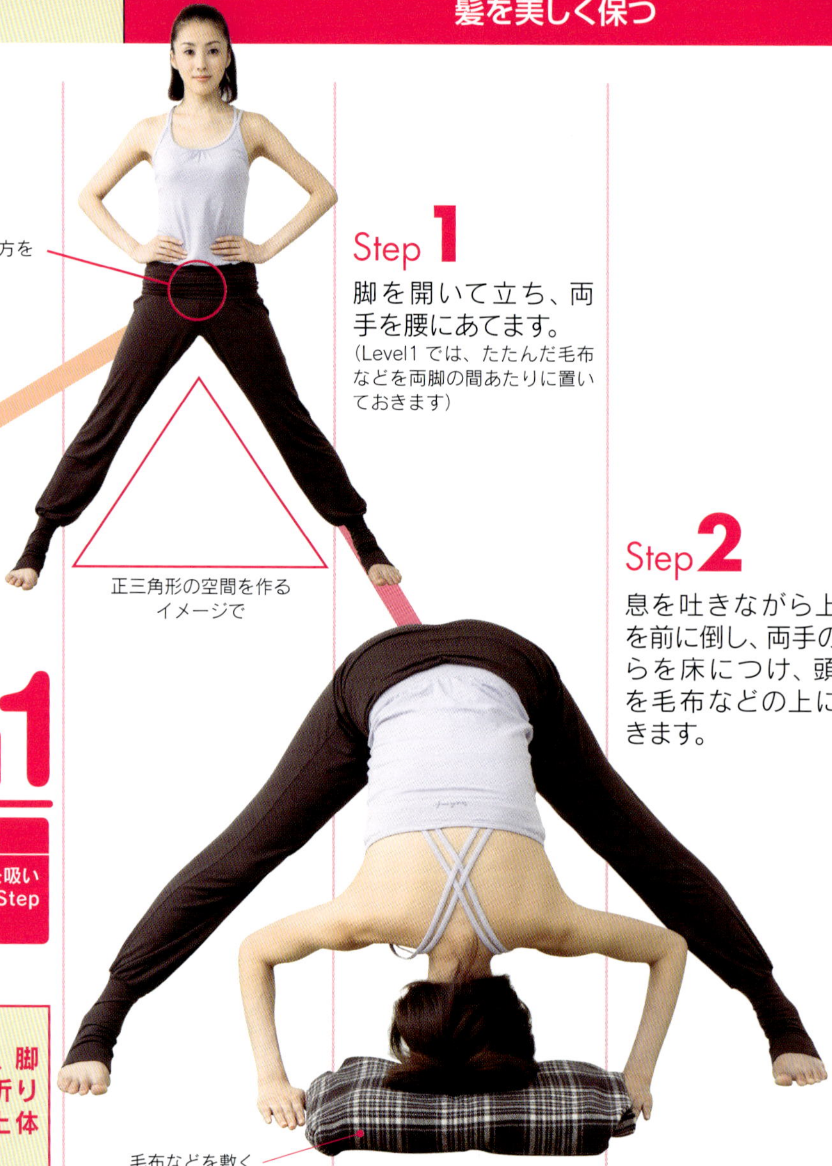
下腹部の下の方を
引き締める
正三角形の空間を作る
イメージで
毛布などを敷く

Step 1

脚を開いて立ち、両手を腰にあてます。

(Level1 では、たたんだ毛布などを両脚の間あたりに置いておきます)

Step 2

息を吐きながら上体を前に倒し、両手のひらを床につけ、頭頂を毛布などの上に置きます。

Level 1

Step2で完成

両手を腰に戻して息を吸いながら上体を立て、Step 1に戻ります。

ビギナー アドバイス

背中を伸ばし、脚の付け根から折り曲げるように上体を倒しましょう。

このポーズのPOINT 頭頂への刺激と、血行促進、背筋の伸びを感じよう！

Level3

Step3で完成

両手を腰に戻して息を吸いながら上体を立て、Step 1に戻ります。

Step3

両手で両足首を外側から持ち、頭頂への刺激を感じます。

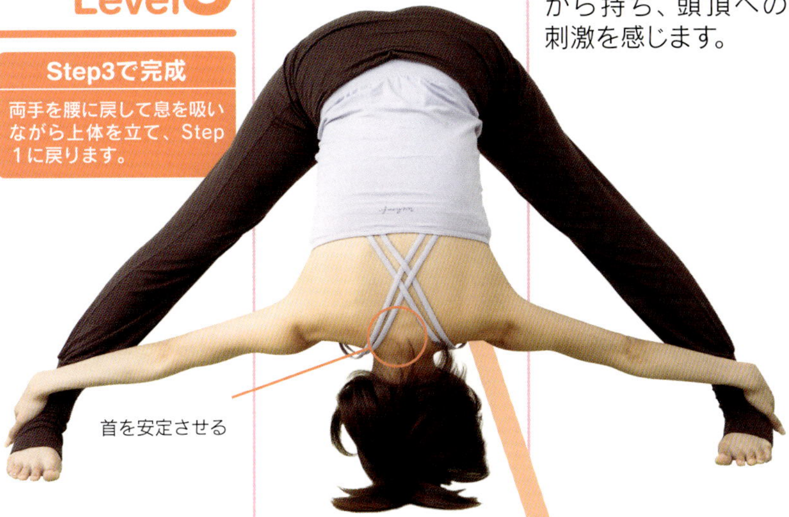

Step2

両手のひらを肩の真下に置き、両手の間に頭頂を置きます。

Level2

Step2で完成

両手を腰に戻して息を吸いながら上体を立て、Step 1に戻ります。

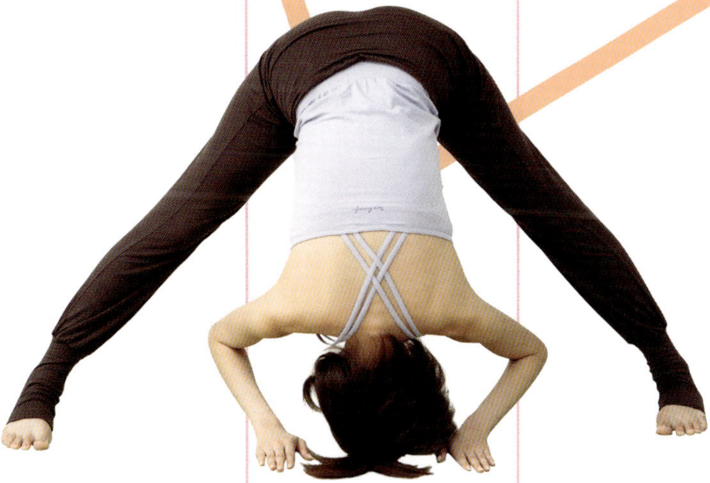

牛の顔のポーズ

DVD 35

ビューティ　**二の腕のたるみ**

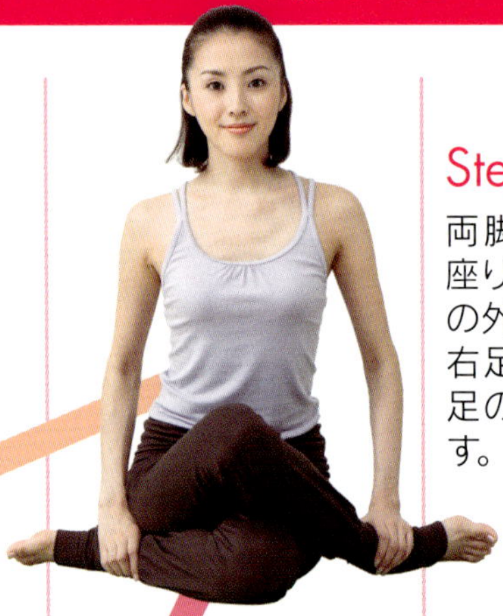

Step 1

両脚を右に出して横座りし、右ひざを左脚の外側に立て、左手で右足首を引き寄せ、足の甲を床につけます。

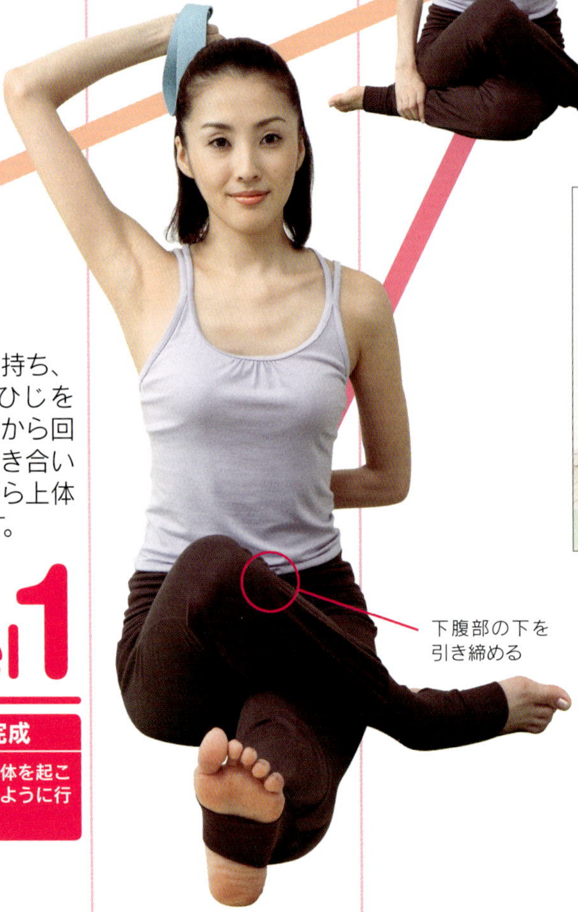

Step 2

右手にベルトを持ち、上へ伸ばしてひじを曲げ、左手を下から回してつかみ、引き合います。吐きながら上体を前に倒します。

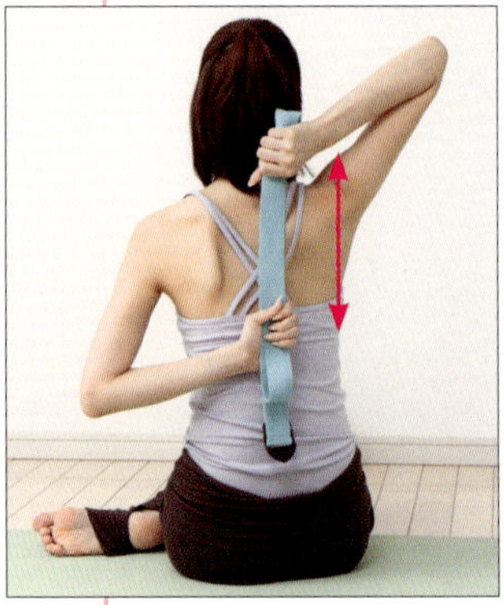

背筋、首筋は伸ばしたまま行う

Level 1

Step2で完成

息を吸いながら上体を起こし、反対側も同じように行います。

ビギナーアドバイス

右のお尻が床から上がる場合は左脚を伸ばし、両方のお尻を床につけましょう。

このポーズのPOINT

首筋から肩を柔軟にし、二の腕の緊張を感じよう!

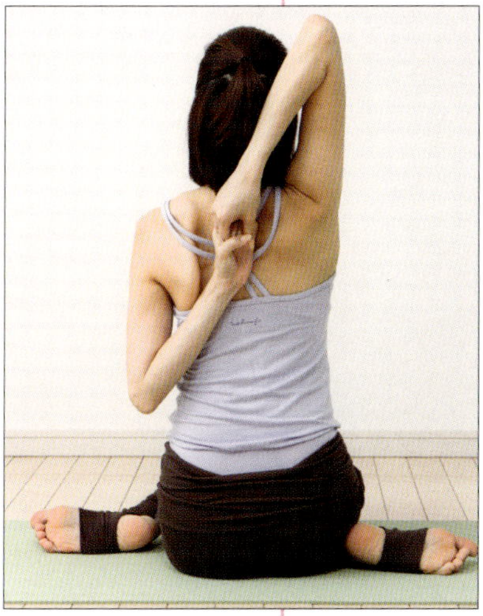

右ひじを頭の後ろの方に
引き寄せる

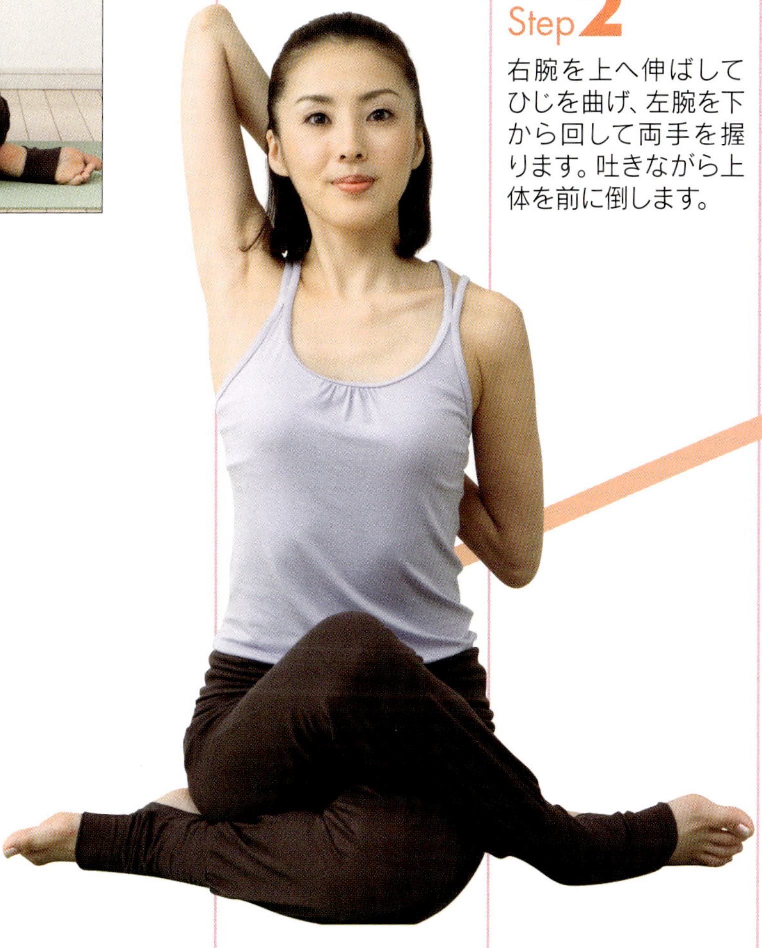

Step 2

右腕を上へ伸ばしてひじを曲げ、左腕を下から回して両手を握ります。吐きながら上体を前に倒します。

Level 2

Step2で完成

息を吸いながら上体を起こし、反対側も同じように行います。

バッタのポーズ

DVD 36

ビューティ　ヒップアップ

Step 1

腹ばいになり、両手をからだにそわせます。

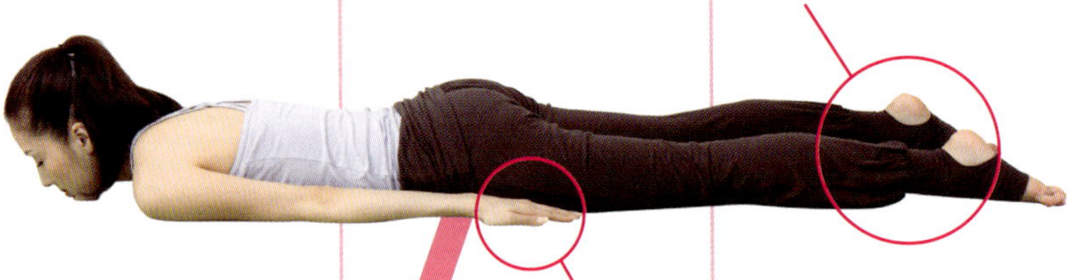
両脚を腰幅に開く
両手は下向きに置く

Step 2

息を吐いて両脚に力を入れ、伸ばして床から上げます。

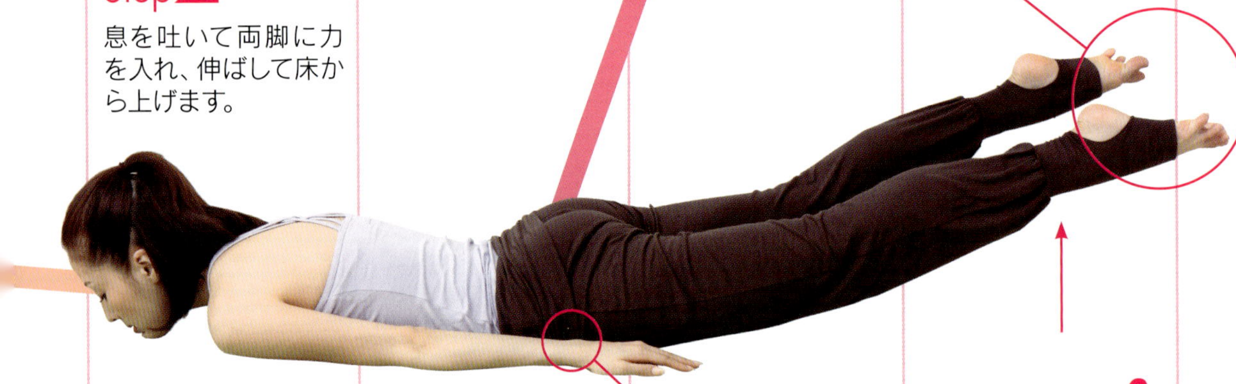
両足の指を開く
下腹部の下の方を引き締める

ビギナー
アドバイス

上体は床に長く伸ばすようにして保ち、呼吸を深めましょう。

Level 1

Step2で完成

息を吐きながらStep 1に戻ります。

このポーズのPOINT ヒップを刺激し、引き締めよう！

Level 2

Step3で完成

息を吐きながらStep 1に戻ります。

Step 3

息を吸いながら上体を伸ばして持ち上げ、両手を肩の高さまで上げます。

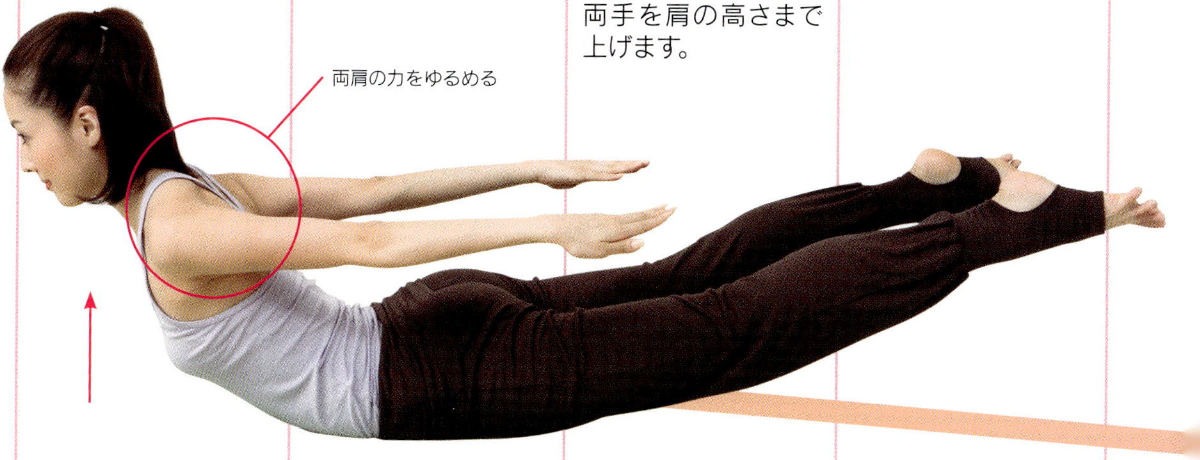

金魚のポーズ

DVD 37

メンタル | 目覚めをスッキリ | よく眠れない

このポーズのPOINT 背骨を伸ばして、自然のリズムをとり戻そう!

Step 1
仰向けになり、両手を首の後ろに置きます。

Step 2
息を吐きながら太ももを引き寄せ、吸いながら腰を上げ、上体を伸ばします。

Step 3
吐きながら腰を右に突き出し、吸いながら戻り、吐きながら左に突き出します。

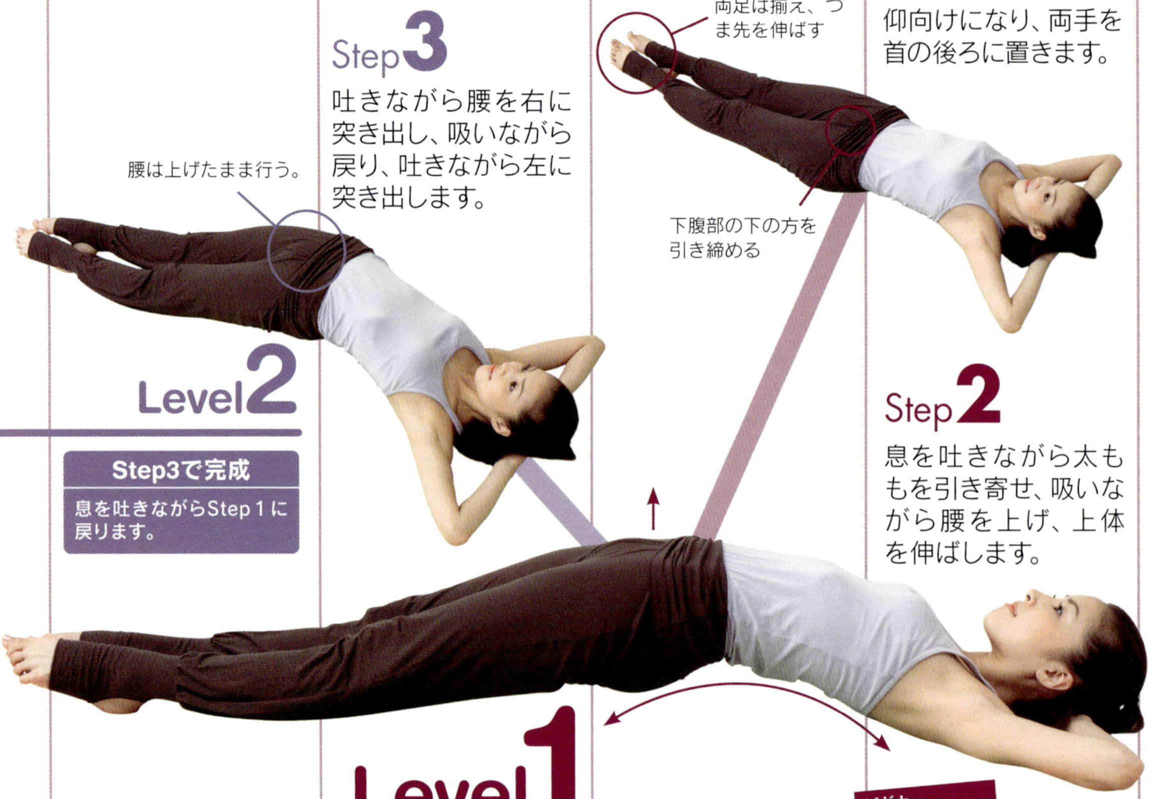

両足は揃え、つま先を伸ばす
下腹部の下の方を引き締める
腰は上げたまま行う。

Level 1
Step2で完成

呼吸しながらしばらく静止し、息を吐きながらStep1に戻ります。

Level 2
Step3で完成

息を吐きながらStep 1 に戻ります。

アドバイス《ビギナー》

太ももを内側に引き寄せ、腰を上げたまま保ちましょう。

ネコのポーズ

DVD 38

メンタル　呼吸が浅い

このポーズのPOINT 上半身をほぐして気持ちのよい息を感じよう!

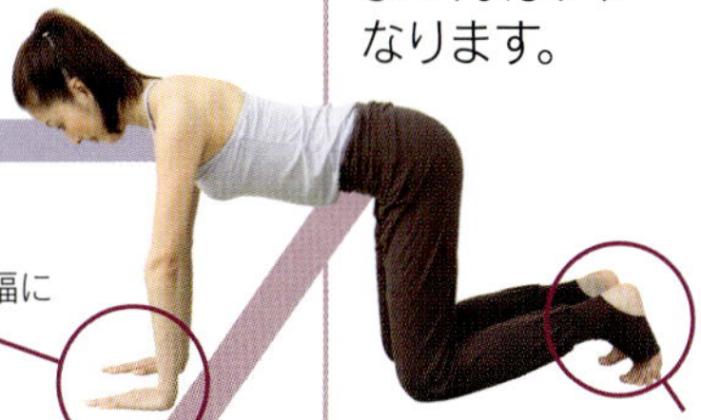
両手は肩幅に開く
両脚は腰幅に開き、足先を立てる

Step 1

よつんばいになります。

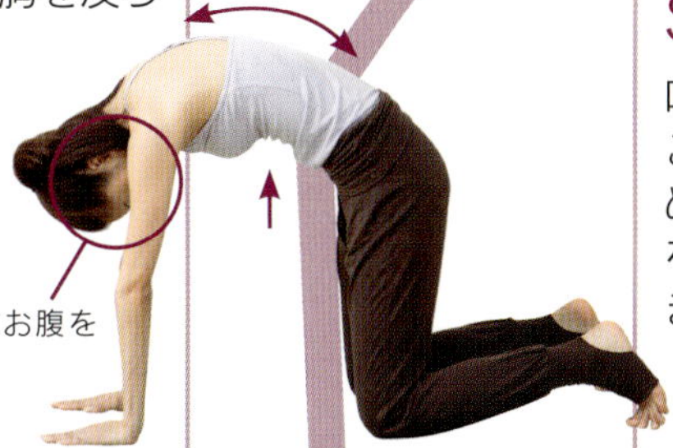
目はお腹を見る

Step 2

吐きながらお腹をへこませて背中を丸め、吸いながら背中を伸ばし、胸を反らせます。

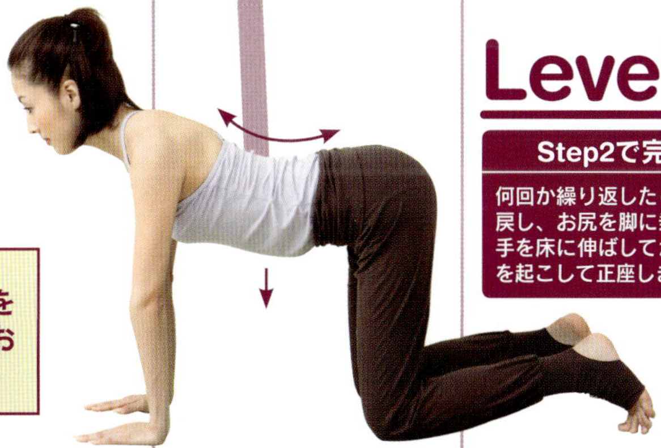

Level 1

Step2で完成

何回か繰り返したら足首を戻し、お尻を脚に乗せ、両手を床に伸ばしてから上体を起こして正座します。

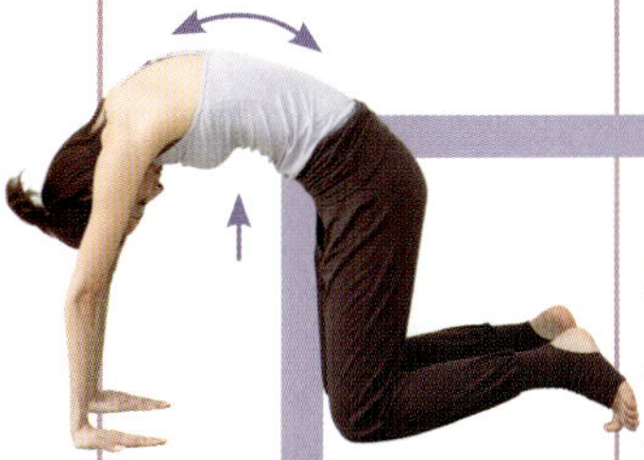

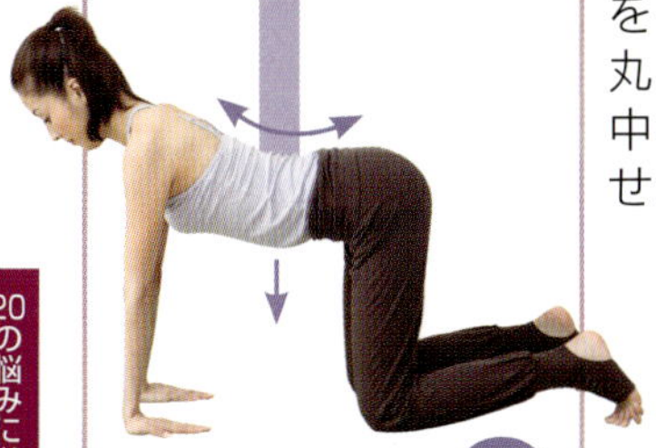

Step 2

手先をひざ側に向け、息を吐きながらお腹をへこませて背中を丸め、吸いながら背中を伸ばし、胸を反らせます。

Level 2

Step2で完成

何回か繰り返したら手の向きと足首を戻し、お尻を脚に乗せ、両手を床に伸ばしてから上体を起こして正座します。

ビギナーアドバイス

息を吐くときは下腹部の下の方を引き締めてくぼませ、吸うときはお尻を少し後ろに突き出しましょう。

賢者のポーズ

DVD 39

メンタル イライラ

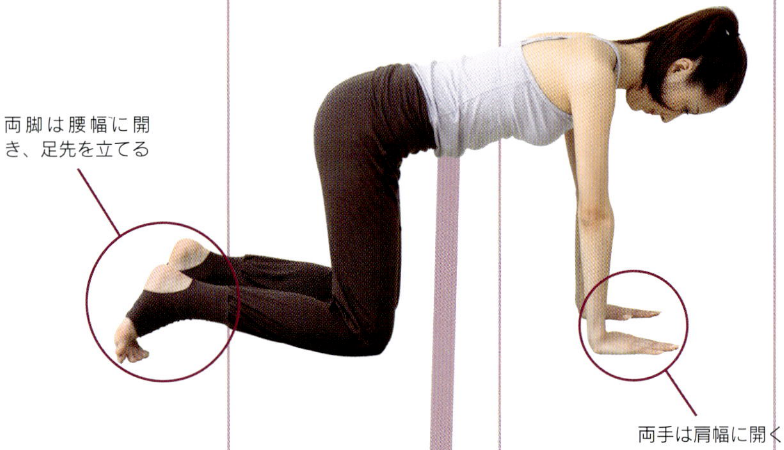
両脚は腰幅に開き、足先を立てる
両手は肩幅に開く

Step 1

よつんばいになります。

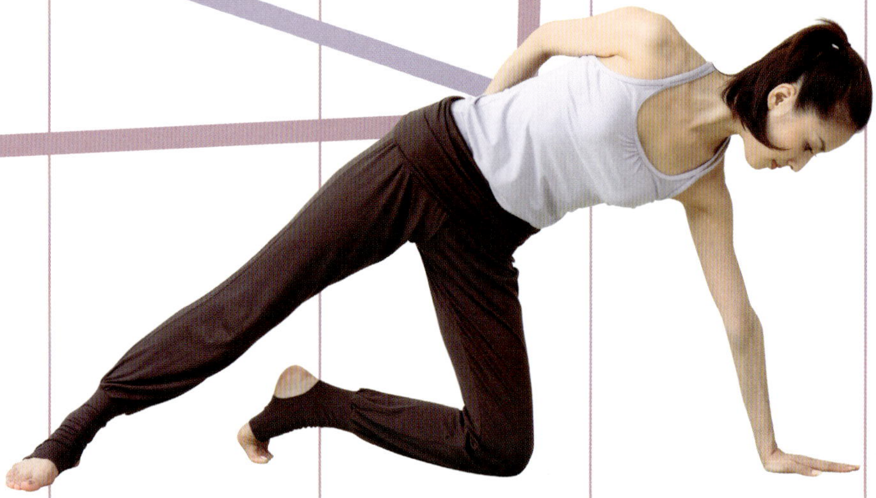

Step 2

息を吐きながら右脚を後ろに伸ばし、腰に右手を置きます。吸いながら腰を引き上げて吐きながら胸を右にねじります。

このポーズのPOINT

心を集中させ、胸を大きく広げよう！

Level2

Step3で完成

Step 1に戻り、反対側も同じように行います。

Step3

左脚を伸ばして右脚を乗せます。息を吸いながら右腕を上げ、吐きながら後ろに広げます。

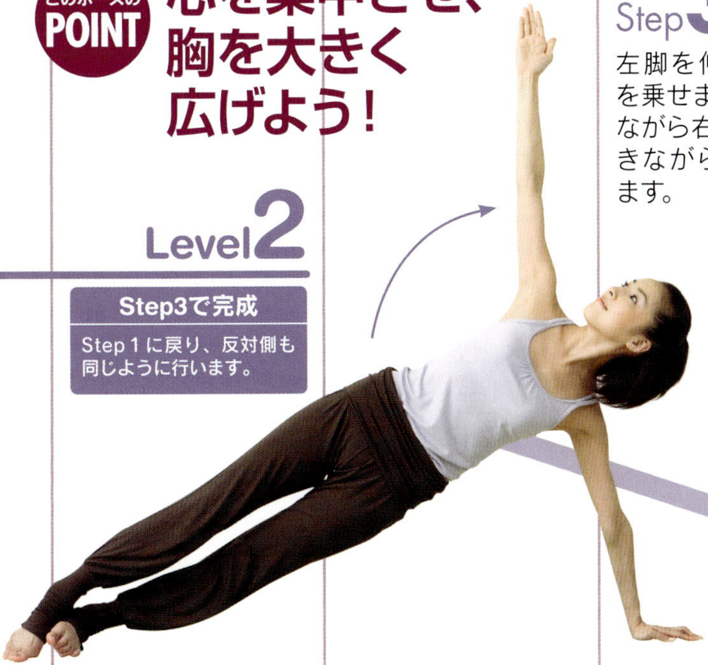

Level1

Step3で完成

Step 1に戻り、反対側も同じように行います。

Step3

息を吸いながら右腕を上げ、吐きながら後ろに広げます。

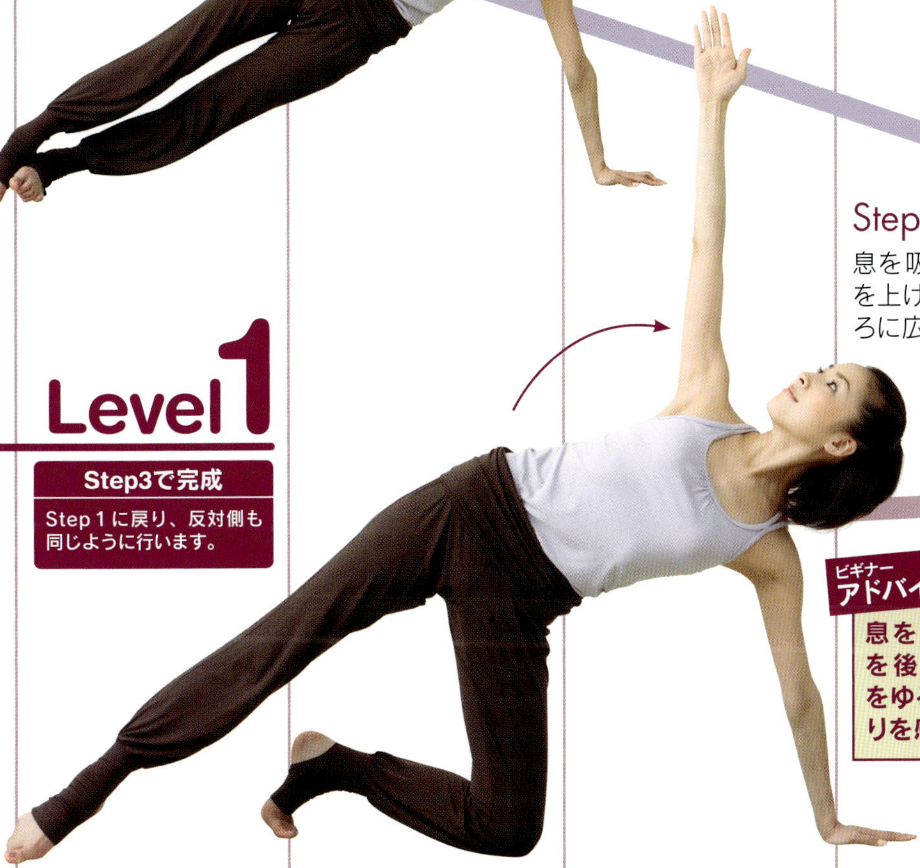

ビギナー
アドバイス

息を吐きながら腕を後ろに広げて力をゆるめ、胸の広がりを感じましょう。

安らぎ

瞑想で得られるものは、たとえば心の安らぎ。呼吸とからだ、心が一つになって、本来あるべき自分に戻り、健やかな心身を取り戻せるでしょう。限られた時間であっても、「私が」「私は」「私も」という過剰な自我を忘れてみましょう。

集　中

集中するのは、難しいこと。現代人は常に外からあまたの刺激を受け、好むと好まざるとに関わらず、恐れたり、追い求めたり、その感情を押し殺したり。いろいろなことで頭はすぐにいっぱいになり、からだもガチガチにこり固まりがち。そんななか、瞑想の時間は、雑念を払い、感覚に振り回されずに、深い集中へと導かれる、貴重なひととき。

穏やかさ

瞑想を深めていくうちに、すべてを受け入れる心が生まれ、人を慈しむ心も深まり、優しさや感謝の念があふれてくるでしょう。穏やかな気持ちは人間関係をもスムーズにし、日々のストレスを大きく減じることに。

深い呼吸で
心をしずめ
瞑想でリラックス

Relax

座って下半身を安定させ、背筋を伸ばし、ゆったり深い呼吸をしながら瞑想を始めましょう。心が広々とし、自然や宇宙といった大きな流れに身をゆだね、静けさ、安らぎ、優しさが心を満たすのを感じましょう。雑念がわいてきても、気にする必要はありません。ゆったりゆっくり呼吸を続けます。気持ちが向いた日にまた、瞑想をしてみましょう。

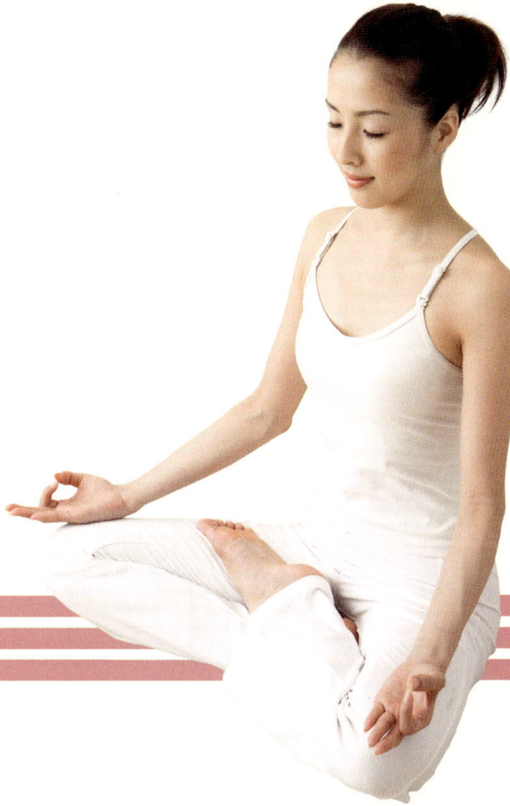

日常から離れる

瞑想法

DVD 40

安らぎが心を満たす

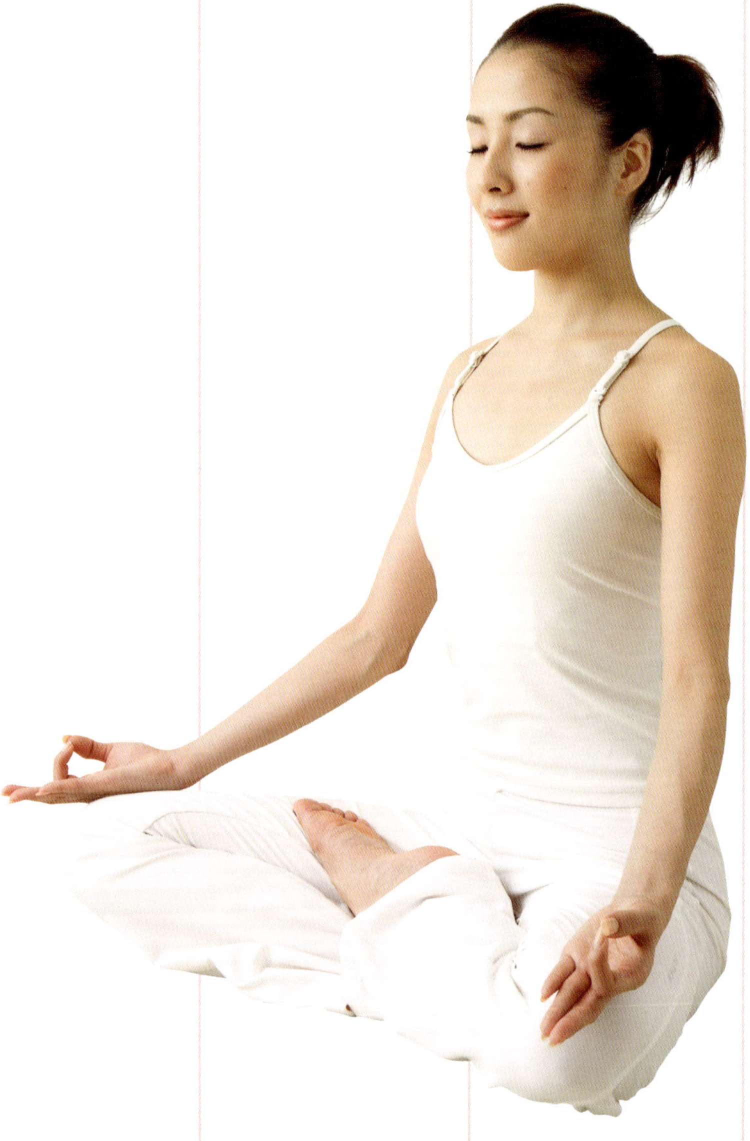

爽やかに目覚める

DVD 41

覚醒

現実を新鮮に受けとめる

Step 1

正座か半蓮華坐で座ります。下半身を安定させ、背骨を伸ばします。両肩をゆるめ、ゆったりと呼吸します。

Step 2

大地の上にしっかりと腰が座り、高い空に向けて一筋の背筋の伸びを感じます。広々とした心で、自然、宇宙、すべてとつながり、大きな流れの中に身をゆだねる心地よさを感じます。

Step 3

安らぎが心を満たし、優しさ、喜びの輪が静かに広がっていく感覚を味わいましょう。

Step 1

覚醒に入りましょう。両手のひらを合わせ、指を組んで合掌します。息を吐いて吸いながら両手を上げ、吐きながら手のひらを裏返します。指先まですっきりと伸び、体の内側から伸び伸びとした心が戻ってきます。

Step 2

肩を少し後ろに引いてみましょう。胸のあたりもすっきりと伸びて広がり、爽やかな心が生まれています。

Step 3

両手をゆっくりと胸の前に戻し、合掌します。

Step 4

心地よい静けさと満たされた心を感じ、静かに目を開けます。はじめて出会うような新鮮な現実を感じることができるでしょう。

日常に瞑想を活かそう

迷いがなくなり、身も心も健康に

「正義は人の数だけある」という言葉を聞いたことがありますか？　人は誰でも自分が正しく、そして自分を世界の中心にすえてものごとを考える、というような意味なのでしょうね。そういう私たちですから、どう生きる？　どんな目標を持てばいい？　欲望や嫉妬などのマイナス感情をどうすれば抑えられる？　と、迷うことも多いかもしれませんね。揺れ動いて定まらない心をしずめ、心の平和、内面の成長へと導いてくれるもの、それがヨーガの瞑想なのです。

ヨーガには、３つの柱があるとされています。身体を調える「調身」、呼吸や気の流れを調える「調息」、そして心を調える「調心」。この３本の柱がしっかり調ったとき、私たちは本来あるべき状態をとり戻し、心身ともに健やかで、安らぎに満ちた生を送ることができます。

その状態へ至るためのテクニックとして、ヨーガの教本である『ヨーガスートラ』には、ヨーガの具体的な手順「アシュタンガ」が述べられています。アシュタンガは「８本の枝」という意味で、「八支則」と呼ばれるヨーガの行いのこと。

八支則は次の８つのステップから成り立っています。さてどんなものなのか、ちょっと覗いてみましょう。一見難しそうでも、日常生活に照らして「あ、そうか！」と思うことがきっと含まれていますよ。

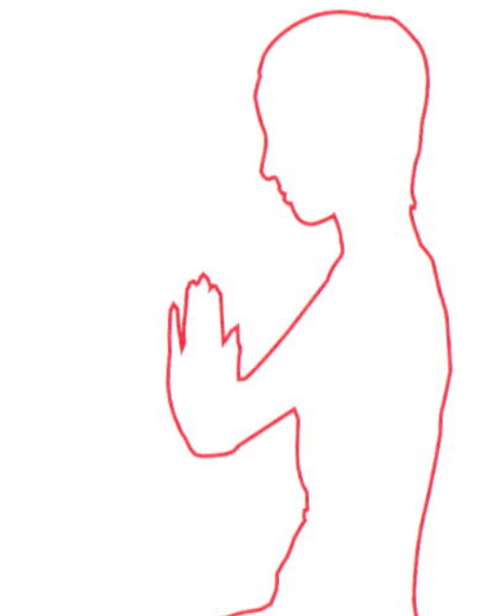

1 禁戒《ヤマ》

ストレスを感じることなく生きるための知恵。「非暴力」「正直」「不盗」「梵行」「不貪」の5つからなり、暴力（腕力も言葉も）をふるわない、嘘をつかない、盗まない（物だけではない）、欲望を生活のベースにしない、貪らないという意味。

2 勧戒《ニヤマ》

理想的なコンディションで日常を過ごすため率先して行いたいこと。「清浄」「知足」「苦行」「読誦」「祈念」の5つからなり、心身をきれいに保つ、現状に満足する、与えられた仕事や行を熱心に行う、心を高める書物に触れ言葉を持つ、祈りを通して心の安らぎを得るという意味。

3 調身法《アーサナ》

瞑想を行うためのヨーガのポーズのこと。梵語のアーサナは、本来は坐法、体位の意味。後世ではさまざまなポーズをとることで、ホルモンの乱れや身体の働きを調えていきます。

4 調息法《プラーナーヤマ》

からだと心のコンディションを調え、体内を流れる気のめぐりをよくするための呼吸法。瞑想に集中するために、心を落ち着かせゆったりとした深い呼吸を行うことが大切です。

5 感覚制御《プラティヤハーラ》

感覚をコントロールすること。欲望や思考は五感のどれかに支配されています。このうちのどれかだけに心を向け、他の感覚をコントロールすること。

6 意識の集中《ダラナ》

意識を一つの対象に向けようと努力すること。集中とは、心の中の感覚を統制することです。感覚を統制させるには、「感覚制御」と同じように自分の感覚をよく理解することが必要です。

7 瞑想《ディアナ》

集中が深まり、心が一点に留まった状態。努力して意識的に作り出すのではなく、「意識の集中」が発展することで自然に起こるものです。この行法は中国で〝禅那〟と音訳され、〝禅〟として日本に入ってきました。

8 三昧《サマディ》

瞑想が深まり、思考が停止して自分と集中の対象とが一体化している状態。無私の境地、悟りの境地などといわれます。このとき、私たちは安らかで健やかな自分を手にすることができます。

ヨーガは心を調えるためのテクニック

私たち現代人は、常に外からの刺激に反応し、何かを恐れたり、追い求めたりしながら生きていて、一つの対象だけに完全に意識を集中させることはほとんど不可能です。集中しようと努めても、いつの間にか余計なことを考えている、そんな自分がいやになったり焦ったりすることも少なくないはず。ヨーガは実は、そんな私たちのためにこそ存在するのです。

インドの著名な指導者が「ヨーガは1本の木。**1**禁戒、**2**勧戒は根、**6**意識の集中は幹、**5**感覚制御は枝、**3**調身法、**4**調息法は葉、そしてその木を育てる養分が**プラーナ（気）**。その木に**7**瞑想、**8**三昧という花が咲き、**完全な心身の健康**という果実が得られる」と述べました。ヨーガは「身体」を調えることによって「気の流れ」を調え、「心」を調えるためのテクニックだということが読みとれます（数字はＰ１０９に対応）。

「八支則」の8つのステップに沿った暮らしは、心が調い、雑念が払われて、瞑想の深まりがもたらされる、その過程とみることができます。そうして、集中を深めることが次第に容易になり、いっそう心身が安定し、より瞑想しやすくなるという、理想的な循環をつくり出せるようになるでしょう。

瞑想で人間関係もスムーズに

瞑想をすることで「自我」を手放すことができたとき、私たちの内面にはすべての物事を受け入れる「受容の心」が生まれます。これが「調和の心（身体と心、自と他の関係のほか、社会全体、また大自然や宇宙と調和する心）」となり、この世のものは何もかも平等であり、万物がつながって一つの大きな世界をつくり出しているのだ、というヨーガの世界観を受け止められるようになるでしょう。

自分を愛するように人を慈しむ心や、誰もが支え合いながら生きているのだという実感は、優しさや感謝の念へとなり、私たちの人柄や生き方として他者へ伝わります。そうなることで、現代人のストレスの大きな原因である人間関係もスムーズになり、いつも穏やかな気持ちで過ごすことができるようになります。ストレスから解放されれば、人生は今よりもっともっと楽しくなることでしょう。

ヨーガの瞑想とは、欲望の達成という、ある意味で動物的な価値観が主流をなす現代社会で、人間としての本来の生き方を追求し、それを全うするための大きな助けとなるもの。言わば、心身をベストな状態に保ち、よりよく生きるためのエッセンスではないでしょうか。

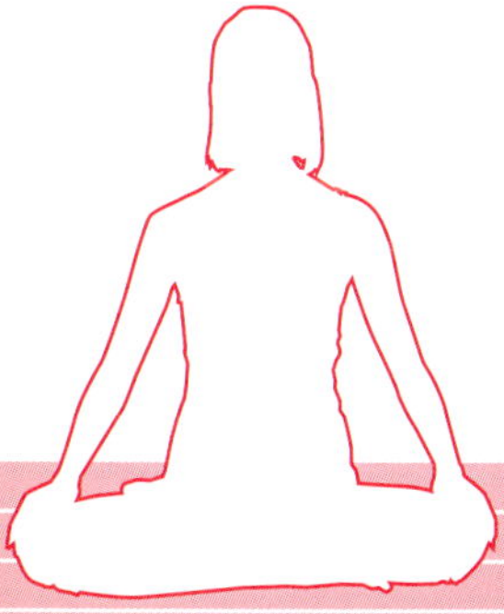

監修　綿本《わたもと》 彰《あきら》　日本ヨーガ瞑想協会会長

神戸大学卒業後インドに渡りヨーガ、アーユルヴェーダを研修。帰国後、綿本昇会長に師事しながらヨーガの指導を始める。また、ロサンゼルスやロンドンでパワーヨーガを学び、2003年、東京銀座に日本で初めてのパワーヨーガ専門スタジオを開校。現在は、同スタジオなどでヨーガの指導にあたるほか、テレビや雑誌などを通して、簡単で効果的なヨーガの普及に努める。

著書に『シンプルヨーガ』『パワーヨーガ』『DVDで覚える シンプルヨーガ』『Yogaではじめる 瞑想入門』（新星出版社）、『瞑想ヨーガ入門』（実業之日本社）、『ヨーガの奥義』（講談社）、『綿本彰のDVDレッスン　パワーヨーガ本格エクササイズ』（双葉社）などがある。

著者　吉《よし》岡《おか》瑛《えい》子《こ》　同 師範

1982年、ヨーガに心の開放を求め、綿本ヨーガスクールに飛び込む。アーサナ（ポーズ）を深めることは難しかったが、ヨーガの理論に心を解き放つ特効薬が秘められていることを期待し、ヨーガに馴染むうちにその哲学に触れ、奥深さに吸い寄せられる。その過程で心の開放の特効薬は自分であり、自己中心的な心の働きから抜け出さずに心の開放はあり得ないと気づく。自分をベースに物事を受け止める衝動から離れ、心を磨きながら自身をステップアップさせることの大切さ、難しさを今も感じながら日々を過ごし、ただ一度の生を十全に生きる力をより多くの方が手にして欲しいと願いながらヨーガの指導を行なう。

1988年　日本ヨーガ瞑想協会認定師範資格取得
指導先　綿本ヨーガスタジオ
　　　　NHKくにたちオープンスクール
　　　　よみうり文化センター町田

DVD付 これから始めるシンプルヨーガ

監修者　綿本　彰
著　者　吉岡瑛子
発行者　富永靖弘
印刷所　慶昌堂印刷株式会社

発行所　東京都台東区 台東4丁目7　株式会社 新星出版社
〒110-0016 ☎03(3831)0743 振替00140-1-72233
URL http://www.shin-sei.co.jp/

ISBN978-4-405-08641-8